Sylvie Hinderberger
Christopher J. Hammond

Die mediterrane Blutgruppendiät

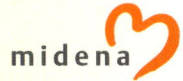

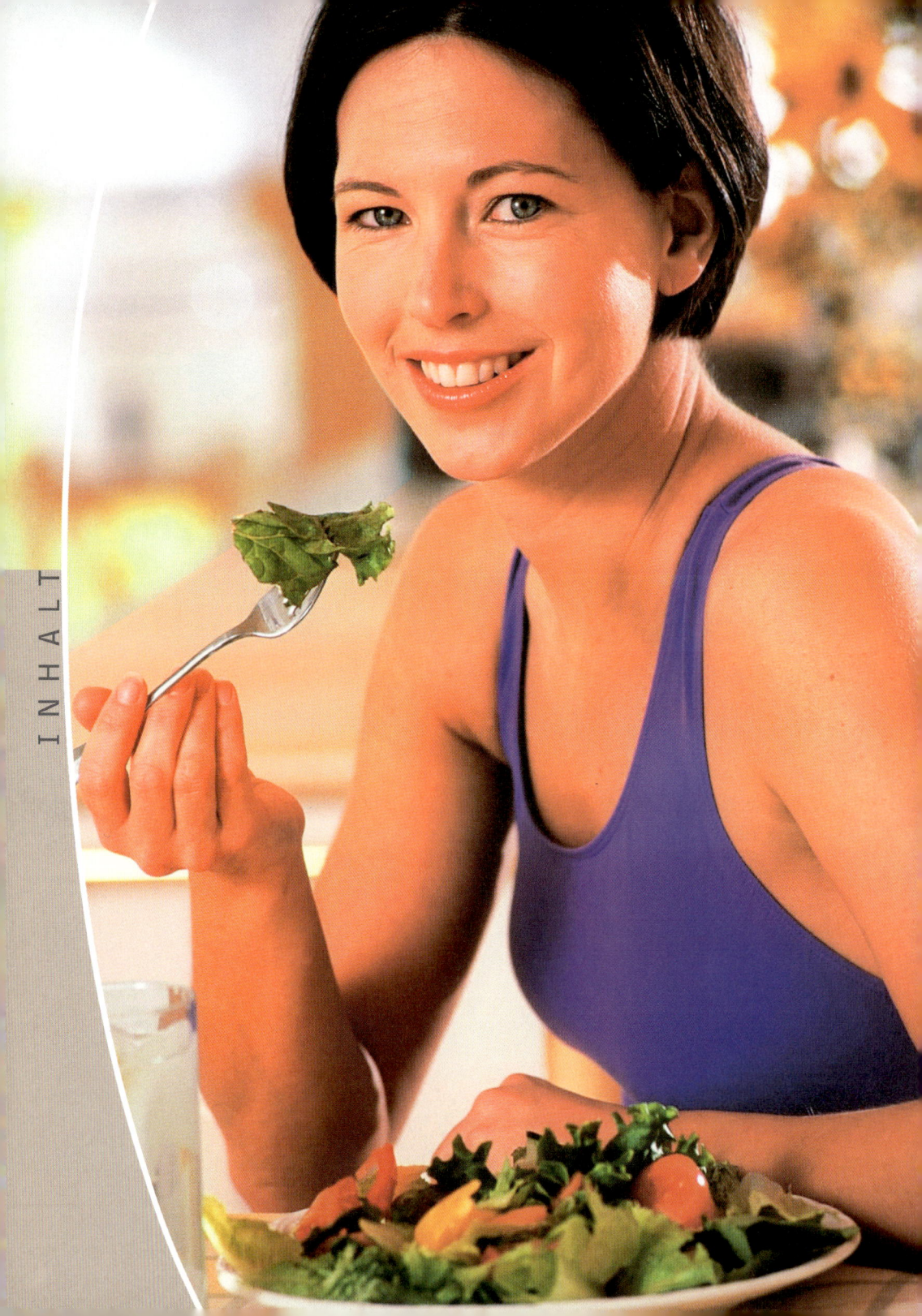

Inhalt

Abkürzungsverzeichnis

EL	= Esslöffel
TL	= Teelöffel
kg	= Kilogramm
g	= Gramm
l	= Liter
ml	= Milliliter
cm	= Zentimeter
Fett i. Tr.	= Fett in Trocken-masse
Msp.	= Messerspitze

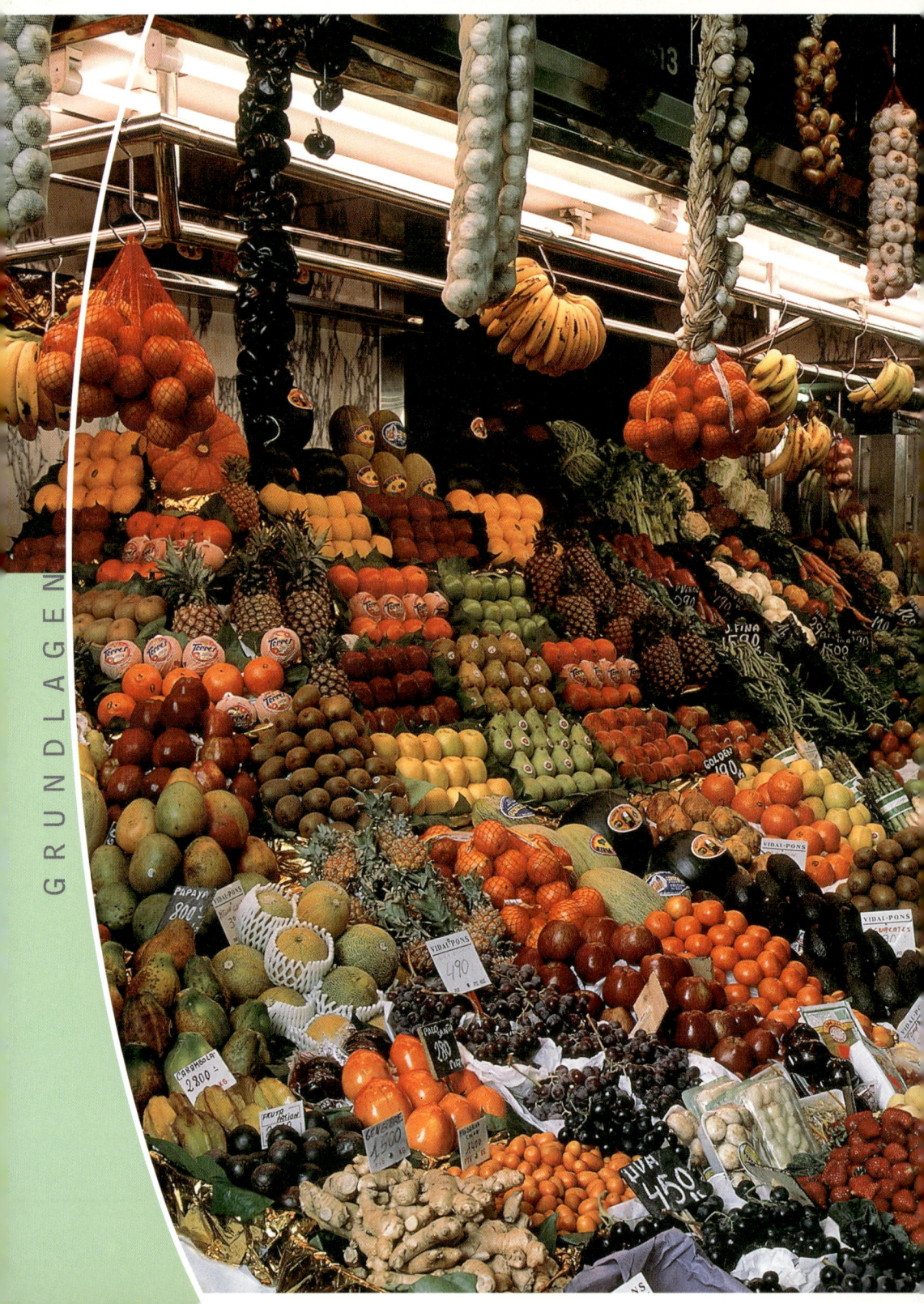

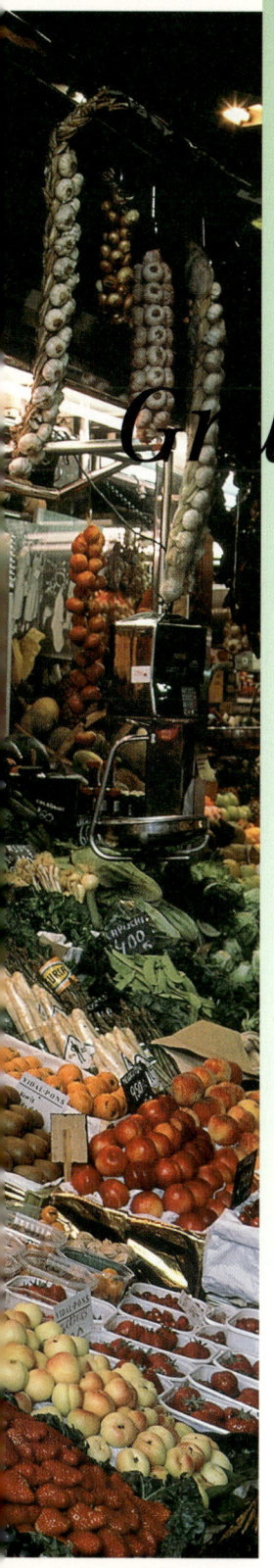

Grundlagen

Die mediterrane Blutgruppendiät verhilft uns zu mehr Gesundheit, Vitalität und Wohl- befinden. Sie ist genau auf unsere genetisch vorgegebenen Bedürfnisse abgestimmt und hilft so, Gewichtsprobleme und körperliche Beschwerden auf ganz natürliche Art in den Griff zu bekommen. Das folgende Kapitel gibt Einblick in die Grundlagen der mediter- ranen Blutgruppenkost, erklärt die Zusam- menhänge zwischen Blutgruppe und Ernährung und zeigt, welchen Einfluss beispielsweise Fisch, Olivenöl und Rotwein auf unseren Körper haben.

Die mediterrane Blutgruppenkost

Die mediterrane Blutgruppenkost ist eine sinnvolle Synthese zweier überaus gesunder Ernährungsformen: der Blutgruppendiät nach Peter D'Adamo und der leichten Küche des Mittelmeerraums, die bei uns vor allem unter dem Namen »Kreta-Diät« oder »Mittelmeer-Diät« bekannt ist.

Zwei gesunde Ernährungsweisen

Die Blutgruppendiät ist erst seit wenigen Jahren bekannt. Sie beruht auf den Erkenntnissen des amerikanischen Naturheilkundlers Peter D'Adamo. Er fand heraus, dass bestimmte Lebensmittel nicht für jeden Menschen gleichermaßen bekömmlich sind und dass diese (Un-)Verträglichkeit mit der Blutgruppe zusammenhängt. Bedingt durch die jeweilige Entwicklungsgeschichte bedürfen nämlich die Blutgruppen unterschiedlicher Nahrungsmittel.

Das berühmteste Beispiel für die gesunde Mittelmeerküche ist die so genannte Kreta-Diät. Die Bezeichnung »Diät« ist dabei jedoch etwas missverständlich. Denn die Kreta-Diät ist keine Diät im heutigen Sinne, also eine kalorienreduzierte Kostform, die zur (möglichst schnellen) Gewichtsabnahme führen soll. Vielmehr wird »Diät« in ihrer ursprünglichen Bedeutung verstanden, als eine auf die persönlichen Bedürfnisse abgestimmte Kostform. So betrachtet ist auch die Diät eine ganzheitliche Ernährungsform, die in erster Linie auf einer ausgewogenen Mischkost beruht und den Körper mit allen lebenswichtigen Nährstoffen, Vitaminen und Mineralien versorgt.

Gesunde Lebensmittel

Viele Lebensmittel der mediterranen Küche unterstützen die Wirkungsweise der Blutgruppendiät. So enthalten vor allem Olivenöl und Fisch wertvolle Fettsäuren, die vor Herzerkrankungen schützen. Knoblauch und Rotwein senken den Cholesterinspiegel, frische Kräuter liefern zahlreiche Vitamine.

Die richtigen Nahrungsmittel

Ganz wesentliche Bestandteile der mediterranen Blutgruppenkost sind die Auswahl und die Kombination der Nahrungsmittel. Die Rezepte entstammen dabei der kulinarischen Tradition der Länder des Mittelmeerraums. Die Auswahl der Rezepte und der darin verwendeten Zutaten jedoch erfolgt nach der Theorie der Blutgruppendiät. Alles, was Sie zu sich nehmen, ist so auf Ihre genetischen Bedürfnisse abgestimmt und wird von Ihrem Körper optimal verwertet.

Tipp

Am Ende des Buches finden Sie eine Nahrungsmitteltabelle (siehe Seite 88), in der die für Ihre Ernährung geeigneten Lebensmittel aufgelistet sind.

Abnehmen mit der mediterranen Blutgruppenkost

Wenn Sie sich nach der mediterranen Blutgruppenkost ernähren, nehmen Sie langfristig ab, ohne bei jeder Mahlzeit Kalorien zählen zu müssen. Alle, die es trotzdem ganz genau wissen wollen, finden bei jedem Rezept ausführliche Nährwerttabellen, die über Kaloriengehalt, Eiweiß-, Fett-, Kohlenhydrat- und Ballaststoffanteil Auskunft geben.

Lästiges Fasten und Hungern entfällt, denn dem Körper werden nur solche Nahrungsmittel zugeführt, die er auch optimal verwerten kann. Außerdem machen Obst, Gemüse und Getreideprodukte einen Großteil der täglichen Ernährung aus – und diese Lebensmittel haben einfach weniger Kalorien.

Die mediterrane Blutgruppenkost ist jedoch keine reine »Abnehm-Diät«, sondern eine Ernährungsform, die uns den bewussten Umgang mit der Nahrung lehrt. Man macht sich Gedanken darüber, was man isst und woraus die Speisen bestehen. Nicht Verzicht, sondern bedachte Auswahl und Kombination der Lebensmittel lautet das Motto. Dadurch wird der Rückfall in alte (schlechte) Essgewohnheiten – und damit der gefürchtete Jojo-Effekt – verhindert.

GRUNDLAGEN

Die Blutgruppendiät

Schlank und gesund, vital und voller Energie, wer möchte das nicht sein? Doch die Realität sieht meist anders aus: Viele von uns leiden unter Verdauungs- und Gewichtsproblemen und klagen über Müdigkeit und Antriebslosigkeit. Die Ursache liegt in unserer Ernährung begründet, vor allem die Auswahl der Lebensmittel spielt eine entscheidende Rolle. In der medizinischen Forschung ist seit langem bekannt, dass so genannte gesunde Nahrungsmittel nicht für jeden Menschen gleichermaßen bekömmlich sind. Doch erst die amerikanischen Naturheilkundler James D'Adamo und sein Sohn Peter haben die Ursache dafür entdeckt und untersucht.

Eine wichtige Entdeckung

Die sensationelle Entdeckung der D'Adamos war die Erkenntnis, dass die Verträglichkeit von Nahrungsmitteln etwas mit unserer Blutgruppe zu tun hat. Bereits in den 1950er Jahren stellte James D'Adamo fest, dass Patienten eines Sanatoriums die damals übliche gesunde »Einheitskost« unterschiedlich gut bzw. schlecht vertrugen. D'Adamo hatte die brillante Idee, dass dieser Umstand etwas mit den Blutgruppen zu tun haben könnte. Er bestimmte daraufhin die Blutgruppe seiner Patienten und beobachtete, wie der jeweilige Blutgruppentyp auf verschiedene Lebensmittel reagierte. Die Ergebnisse waren verblüffend. Es schien tatsächlich einen Zusammenhang zwischen Blutgruppe und Ernährung zu geben.
Doch die Erkenntnisse von James D'Adamo waren zunächst nur eine interessante Theorie, die auf subjektiven Beobachtungen basierte. Daher nahm sich Peter D'Adamo der Entdeckung seines Vaters an, überprüfte sie wissenschaftlich, systematisierte und ergänzte sie.

Ideal, neutral, schädlich

Unsere Nahrungsmittel lassen sich in drei Gruppen einteilen: Produkte, die ein Blutgruppentyp sehr gut verträgt, die also »ideal« sind, Lebensmittel, die »schädlich« sind, und Lebensmittel, die keine prägnante Auswirkung auf unseren Stoffwechsel haben (»neutrale« Lebensmittel).

Blut und Blutgruppe

Unser Blut ist eine Art Speditionsunternehmen. Es transportiert Sauerstoff und Nährstoffe ins Körpergewebe, nimmt aus den Zellen Abfallstoffe (z. B. Kohlendioxid) auf und transportiert diese ab. Außerdem finden sich im Blut die Antikörper, Eiweißstoffe, die Teil der körpereigenen Immunabwehr sind. Sie heften sich an bestimmte Oberflächenstrukturen von Fremdkörpern und Krankheitserregern. Das führt zur Agglutination: Die Fremdkörper werden verklebt und verklumpt und können so vom Immunsystem leichter erkannt und vernichtet werden.
Jeder Mensch besitzt eine der vier Blutgruppen – 0, A, B oder AB. Diese Bluttypen unterscheiden sich vor allem durch die Oberflächenstruktur der roten Blutkörperchen, die so genannten Antigene. Treffen beispielsweise bei einer Bluttransfusion zwei Blutgruppen aufeinander, kann es daher zu unmittelbaren und heftigen Antikörperreaktion kommen.

Blutgruppe und Nahrungsverträglichkeit

Die Ursache für die unterschiedliche Verträglichkeit von Nahrungsmitteln liegt in der Entwicklungsgeschichte der Menschheit begründet, denn im Laufe der Evolution erschloss sich der Mensch ständig neue Lebensräume und Nahrungsgrundlagen. Verdauungsapparat, Stoffwechsel und Immunsystem wurden dadurch immer wieder vor neue Aufgaben gestellt. Durch Mutationen entstanden so aus der ursprünglichen Blutgruppe 0 drei neue Blutgruppentypen, die besser an die jeweiligen Lebensumstände angepasst waren.
Mit der Veränderung der Nahrungsgrundlagen ging stets eine Veränderung des Immunsystems Hand in Hand. Isst man also ein Lebensmittel, das nicht zur eigenen Blutgruppe passt, kann dies zu einer heftigen Antikörperreaktion führen. Der Grund: Unser Immunsystem verwechselt bestimmte, ihm »unbekannte« Nahrungseiweiße (Lektine) mit den Antigenen einer fremden Blutgruppe. Die Lektine führen aber nicht nur zur bereits erwähnten Agglutination, sondern können auch Verdauungsstörungen nach sich ziehen und den Stoffwechsel verlangsamen.

GRUNDLAGEN

Blutgruppe 0

Die ersten Menschen hatten die Blutgruppe 0. Sie lebten vor ca. 40 000 Jahren in Afrika und waren geschickte Jäger, deren Nahrungsgrundlage Fleisch war. Pflanzliche Nahrung spielte dagegen eine eher untergeordnete Rolle.

Die großen Mengen an tierischem Eiweiß hatten ganz entscheidende Auswirkungen auf das Verdauungssystem dieser Menschen. Und auch heute noch hat der Bluttyp 0 keine Probleme bei der Verdauung von Fleisch, denn im Magen findet sich eine hohe Säurekonzentration, die für die Verdauung von Eiweiß sehr wichtig ist.

Neben Fleisch vertragen Menschen mit Blutgruppe 0 auch Seefische sehr gut. Sie spielen mit ihrem hohen Gehalt an Omega-3-Fettsäuren eine wichtige Rolle bei der Behandlung und Prophylaxe von entzündlichen Magen-Darm-Erkrankungen, von denen Menschen mit Blutgruppe 0 häufig betroffen sind. Das enthaltene Jod reguliert die Schilddrüsenfunktion, die bei Menschen mit diesem Bluttyp gestört sein kann und zu Gewichstproblemen führt. Aber nicht alle tierischen Eiweiße sind unproblematisch: Meiden Sie deshalb Kuhmilch und andere Milchprodukte.

Wegen der hohen Säurekonzentration im Magen ist die Verdauung von Kohlenhydraten für Menschen mit Blutgruppe 0 nicht einfach. Vor allem Weizen und Weizenprodukte sind für den Bluttyp 0 ungeeignet. Auch Kartoffeln und einige Arten von Bohnen und Hülsenfrüchten wirken sich negativ auf den Stoffwechsel der Blutgruppe 0 aus. Reis hingegen wird gut vertragen.

Frisches Obst und Gemüse sind auch für den »fleischfressenden« Bluttyp 0 das A und O einer gesunden Ernährung. Vermeiden Sie aber unverträgliche Sorten konsequent (z. B. verschiedene Kohlsorten, Auberginen). Da der Magen des 0-Typs wegen der hohen Säurekonzentration schnell zur Übersäuerung neigt, sollte man zudem auf saures Obst verzichten.

Vorsicht Jodmangel

Um die Schilddrüsenfunktion der Blutgruppe 0 zusätzlich zu regulieren, sollte beim Kochen ausschließlich Meersalz oder jodiertes Speisesalz verwendet werden.

Blutgruppe A

Vor etwa 30 000 Jahren verließ der Mensch die Savannen Afrikas. Er verbreitete sich beinahe über die gesamte Welt und stieß dabei auch auf Lebensräume, in denen Jagdwild knapp war. Der Mensch musste sich dort neue Nahrungsquellen erschließen.

Der Bluttyp A trat vor etwa 25 000 bis 15 000 Jahren im Mittleren Osten und in Asien auf. Der nomadische Jäger war zum sesshaften Ackerbauern geworden, Getreide und andere pflanzliche Kost spielten nun die wichtigste Rolle bei der Ernährung. Daher kommt der Bluttyp A mit tierischen Eiweißen deutlich schlechter zurecht als der Bluttyp 0. Sein Verdauungsapparat ist nämlich ganz auf die Verarbeitung von Kohlenhydraten ausgelegt. Die Säurekonzentration im Magen ist entsprechend gering, wodurch die Verdauung von Fleisch sehr lang dauert. Außerdem werden die im Fleisch enthaltenen Nährstoffe nur unvollständig in Energie umgesetzt und stattdessen als Fettreserve gespeichert.

Auch Milch und Milchprodukte sind wegen der enthaltenen Lektine bis auf wenige Ausnahmen (z. B. Joghurt) für die Blutgruppe A schädlich.

Fisch hingegen ist eine gute Eiweißquelle für den Bluttyp A. Wegen des geringen Bindegewebeanteils ist Fisch leichter verdaulich als Fleisch, außerdem mindern die enthaltenen Fischöle das Risiko für Herz-Kreislauf-Erkrankungen, für die Menschen mit Blutgruppe A anfällig sind.

Dem A-Typ bekommen Reis und Getreideprodukte gut. Vorsicht ist allerdings bei Weizen geboten. Die Muskulatur beim Bluttyp A kann darauf sauer reagieren. Im Gegensatz zum Typ 0 brauchen Menschen der Blutgruppe A aber basisches Muskelgewebe, um leistungsfähig zu sein. Auf jeden Fall meiden sollten Sie Kartoffeln und einige Sorten von Hülsenfrüchten (z. B. Kichererbsen), da sie bei diesem Bluttyp zu Gesundheits- und Gewichtsproblemen führen können.

Menschen mit Blutgruppe A vertragen pflanzliche Nahrung besonders gut, weshalb sehr viele von ihnen bewusst oder unbewusst Vegetarier sind. Für die gesunde Ernährung mit pflanzlichen Lebensmitteln sind fast alle Obst- und Gemüsesorten geeignet. Vorsicht ist jedoch bei Tomaten geboten, die wegen des hohen Lektingehalts unbedingt gemieden werden sollten.

GRUNDLAGEN

Blutgruppe B

Vor 10 000 bis 15 000 Jahren entstand zwischen dem Himalaja und Indien die Blutgruppe B. Die Lebensbedingungen in dieser Region waren für die Menschen extrem: Das Klima war rau und die Versorgung mit Nahrungsmitteln unregelmäßig und oft sehr einseitig. Fermentierte Milchprodukte wie Joghurt, Kefir und Hüttenkäse stellten einen wichtigen Baustein der Ernährung dar, aber auch Viehzucht spielte eine nicht unwesentliche Rolle.

Der Bluttyp B ist beinahe ein »Allesesser« und hat wegen seines robusten Verdauungsapparates mit einer gesunden und abwechslungsreichen Ernährung kaum Probleme. Allerdings verarbeitet der Typ B Nährstoffe besonders effektiv, was zu Übergewicht führen kann.

Menschen mit Blutgruppe B vertragen Milch und beinahe alle Milchprodukte sehr gut. Nur Edelpilz- und Schmelzkäse bilden eine Ausnahme.

Auch Fleisch bekommt dieser Blutgruppe im Allgemeinen sehr gut. Auf den Verzehr von Geflügel (eine Ausnahme ist die Pute) sollte man aber verzichten. Vor allem Hühnerfleisch ist wegen der schädlichen Lektine ungesund.

Fisch, an erster Stelle Seefisch, ist für den B-Typ sehr gut bekömmlich und wegen der enthalten Fischöle besonders gesund. Vorsicht jedoch vor Muscheln, Krebsen und anderen Krusten- und Schalentieren: Sie enthalten für Bluttyp B schädliche Eiweiße.

Bei den Kohlenhydraten sollten Menschen mit Blutgruppe B eine sorgfältige Auswahl treffen. Zwar verträgt dieser Bluttyp Kartoffeln sowie zahlreiche Hülsenfrüchte und Getreidesorten, doch gilt es eine ganze Reihe von Produkten zu vermeiden. Vor allem Buchweizen, Linsen und Mais sind schädlich, da sie den Blutzuckerspiegel negativ beeinflussen können. Auch Roggen ist nicht gut. Das enthaltene Gluten (Klebereiweiß) stört den Insulinstoffwechsel, verhindert die optimale Umsetzung der Nährstoffe und sorgt so dafür, dass diese sich als Depotfett ablagern.

Wie alle anderen Blutgruppen sollte der Typ B seine Ernährung auf überwiegend pflanzliche Kost umstellen. Unter den vielen Obst- und Gemüsesorten finden Menschen mit Blutgruppe B ein großes Angebot an idealen bzw. unbedenklichen Produkten. Auf die für die mediterrane Küche typischen Tomaten muss der B-Typ verzichten.

Blutgruppe AB

Erst seit 1000 bis 1200 Jahren gibt es den Bluttyp AB. Wegen des entwicklungsgeschichtlich späten Auftretens ist diese Blutgruppe äußerst selten. Der AB-Typ entstand, als sich im Zuge von erneuten Völkerwanderungen der Blutgruppentyp A der Ost- und Mitteleuropäer mit dem Blutgruppentyp B der Mongolen aus Asien vermischte. Die Blutgruppe AB stellt eine Verbindung von Merkmalen der Bluttypen A und B dar. Allerdings ist der Magen-Darm-Trakt weniger robust gegenüber der typischen Ernährung der Blutgruppen A oder B. Im Wesentlichen ähnelt die Ernährung der von Bluttyp B, doch gibt es Einschränkungen, die typisch für Blutgruppe A sind.

Wie der Typ A hat der Bluttyp AB eine geringe Magensäurekonzentration und muss daher bei Fleisch und Geflügel Abstriche machen. Zwar verträgt er manches sehr gut (z. B. Pute, Lamm, Kaninchen), doch sollte er sich zurückhalten, um seine Verdauung nicht unnötig zu belasten. Menschen mit Blutgruppe AB sollten ihren täglichen Eiweißbedarf überwiegend durch Fisch und Milchprodukte decken.

Auch bei den Kohlenhydraten gibt es Übereinstimmungen mit den Blutgruppen A und B. Für Buchweizen und Mais gilt das Gleiche wie bei Bluttyp B: Sie können den Blutzuckerspiegel negativ beeinflussen. Bei den Hülsenfrüchten sieht es ähnlich aus wie beim A-Typ: Kichererbsen beispielsweise müssen gemieden werden. Ein- bis zweimal Weizen in der Woche ist im Allgemeinen unbedenklich.

Wer sich wirklich gesund ernähren möchte, sollte Obst und Gemüse zum Hauptbestandteil seiner Ernährung machen. Diese neutralen Produkte enthalten lebenswichtige Vitamine und Mineralstoffe. Bis auf wenige Ausnahmen (z. B. Artischocken) ist Gemüse sehr bekömmlich. Sogar Tomaten, die die Blutgruppen A und B nicht vertragen, sind unbedenklich. Beim Obst sollte man verstärkt zu Vitamin-C-haltigen Früchten greifen, da diese für den Bluttyp AB besonders gesund sind. Eine Ausnahme sind Orangen, da sie den Magen reizen.

G R U N D L A G E N

Verteilung der Blutgruppen in Deutschland			
0	39 %	B	12,5 %
A	43,5 %	AB	5 %

Die gesunde Mittelmeerküche

Ob griechische, italienische, französische, spanische oder türkische Küche – die leichte, abwechslungsreiche Kost der Mittelmeerländer hat auch in unseren Breiten viele Anhänger. Gemüse, Obst, Fisch und Co. sind nämlich nicht nur schmackhaft, sondern auch sehr gesund. Deshalb finden sich auch in unserer heimischen Küche viele Rezepte und Ingredienzien der mediterranen Welt. Anscheinend stellen immer mehr Menschen fest, dass sich die ausgewogene Mischkost positiv auf ihr Wohlbefinden auswirkt.

Eine Studie mit Folgen

Schon in den 1950er Jahren starteten amerikanische Ernährungswissenschaftler eine Studie, um die Auswirkungen des Essverhaltens in verschiedenen Ländern der Erde auf die körperliche Gesundheit der jeweiligen Bevölkerung zu untersuchen. Man erhoffte sich dadurch wichtige Erkenntnisse für die Krankheitsprävention.
Das Ergebnis war eindeutig: In den Mittelmeerländern war die Lebenserwartung ungleich höher als in fortschrittlichen Industrienationen, beispielsweise in den USA oder den Niederlanden. Darüber hinaus litten weitaus weniger Menschen an koronaren Herzerkrankungen – angesichts der hohen Erkrankungs- und Sterberate in anderen Nationen eine außerordentliche Entdeckung.

Essverhalten und Wohlbefinden

Die Wissenschaftler waren sich sicher, dass das körperliche Wohlbefinden und die hohe Lebenserwartung in engstem Zusammenhang mit der landestypischen Kostform standen. Die Folgerung lag auf der Hand: Ernährt man sich auf ähnliche Art, wie es die Menschen des mediterranen Raums tun, kann man aktiv auf den Gesundheitszustand einwirken und Herzerkrankungen vorbeugen.

Heute weiß man, dass die gesunde Kost des Mittelmeerraums, die hauptsächlich auf der Grundlage von frischem Obst und Gemüse, Kohlenhydraten, Fisch, Olivenöl und – in Maßen genossen – Rotwein basiert, nicht nur Herzerkrankungen vorbeugt, sondern sich auch positiv auf den gesamten Stoffwechsel auswirkt und zum Beispiel erhöhte Cholesterinwerte, Bluthochdruck und Übergewicht senken kann.

In Ruhe genießen

Im wahrsten Sinne des Wortes im Vorbeigehen zu essen – diese (Un-) Sitte hat sich in den letzten Jahrzehnten immer stärker verbreitet. Viele Menschen haben heute keine Zeit mehr, sich in Ruhe an einen Tisch zu setzen und das Essen mit allen Sinnen zu genießen – oder sie wollen sich die Zeit nicht nehmen. Erinnern wir uns dagegen an den letzten Urlaub im Süden, fallen uns sofort auch die gemütlichen Abende in der Strandtaverne ein, das Dreigängemenü im Restaurant und die fröhlichen Menschen am Nachbartisch.

Sicher, auch im Süden Europas breitet sich die moderne Lebensweise mit all ihren Vor- und Nachteilen immer weiter aus. Und der Siegeszug der Fastfood-Ketten hat auch vor diesen Ländern nicht Halt gemacht. Traditionell jedoch nimmt man sich im Süden gerne viel Zeit, um eine Mahlzeit ausgiebig zu genießen. Abends beispielsweise isst man für unsere nordischen Verhältnisse recht spät – oft erst um 22 Uhr. Zum einen hat das mit dem heißen Klima zu tun. Zum anderen bleibt dadurch genügend Zeit, mit den mehr oder weniger belastenden Dingen des (beruflichen) Alltags abzuschließen und sich ganz entspannt dem Privaten, der Familie und den Freunden zu widmen. Mittags findet diese Auszeit vom Alltag in der Siesta ihren Höhepunkt.

Sie müssen nun nicht Ihre gewohnten Essenszeiten völlig überdenken und nach jedem Mittagessen ein Schläfchen einlegen (was ja oft gar nicht möglich ist, z. B. weil es der Job nicht erlaubt oder weil Sie Kinder haben). Es genügt, sich ganz bewusst zum Essen an einen schön gedeckten Tisch zu setzen. Verstehen Sie Essen nicht mehr als notwendige Pflicht, die möglichst schnell und effizient erledigt werden muss, sondern begreifen Sie es als Chance, aktiv etwas für das eigene Wohlbefinden zu tun – psychisch und physisch.

GRUNDLAGEN

Die kulinarische Basis der Mittelmeerküche

Sicher: Die Küche der Mittelmeerländer kann je nach Region stark variieren. Nicht nur geographische Begebenheiten spielen dabei eine Rolle, sondern auch Tradition und kulturelle Vergangenheit. So lassen sich beispielsweise in der Türkei und in Spanien die kulinarischen Einflüsse des Orients herausschmecken. Und die Küche Norditaliens unterscheidet sich maßgeblich von der im Süden des Landes. Dennoch: Trotz aller Unterschiede basiert die mediterrane Küche auf dem Zusammenspiel weniger kulinarischer Grundzutaten, die sich in jedem Land wiederfinden.

Pasta, Reis & Co.

Prinzipiell gilt: Wenn Sie sich gesund ernähren wollen, sollten Kohlenhydrate die Basis des Menüplans bilden (ideal sind 60 Prozent). Erst durch Kohlenhydrate kann die menschliche Leber Fett aufspalten, können Mineralstoffe in der Blutbahn durch den Körper transportiert werden.
Auch in der Mittelmeerküche spielen die Kohlenhydrate eine wichtige Rolle: In Italien sind es Pasta, Risotto und Polenta, in der Türkei Reis, in Spanien, Frankreich und Griechenland außerdem die Kartoffel. Und überall reicht man frisches Brot zum Essen.
Kohlenhydrate standen lange im Ruf, wahre Dickmacher zu sein. Zu Unrecht: Denn ihr Nährstoffgehalt pro Gramm beträgt nur 4 kcal, weniger als die Hälfte eines Gramms Fett (9 kcal). Gleichzeitig machen Kohlenhydrate aber länger satt – man isst also automatisch weniger.
Wer sich nach den Regeln der Blutgruppentheorie ernähren will, muss jedoch darauf achten, dass er die richtigen Kohlenhydrate wählt. Pasta und Kartoffeln beispielsweise dürfen nur die Bluttypen B und AB essen, während Reis von jeder Blutgruppe gut vertragen wird. Welche kohlenhydratreichen Nahrungsmittel für Ihre Blutgruppe ideal sind, können Sie in der Nahrungsmitteltabelle auf Seite 88 ff. nachschlagen.

Frisches Obst und Gemüse

Mittelmeerküche ohne knackiges Gemüse und saftiges Obst? Kaum vorstellbar! Und verglichen mit dem Pro-Kopf-Verbrauch schneiden die Mittel- und Nordeuropäer auch statistisch gesehen gegenüber dem Süden (200 kg Gemüse und 150 kg frisches Obst pro Person und Jahr) ziemlich schlecht ab.

Das sollte sich schnell ändern, denn Gemüse und Obst liefern dem Körper neben unzähligen Vitaminen, Mineral- und Ballaststoffen auch reichlich Energie in Form von so genannten komplexen Kohlenhydraten. Im Gegensatz zu den »isolierten« Kohlenhydraten (Zucker und Weißmehl), die unsere Energiereserven nur kurzfristig auffüllen, sorgen sie für Ausdauer und einen konstanten Blutzuckerwert.

Ein toller Nebeneffekt: Denn Obst und Gemüse enthalten kein Fett und haben daher kaum Kalorien (Ausnahme: Avocado und Oliven).

Knoblauch

Knoblauch ist ein wichtiges Würzmittel der Mittelmeerküche. Mit gutem Grund – denn er trägt auch zur Gesundheit bei: Die aromatische Knolle enthält Flavone, die sich positiv auf den Cholesterinwert auswirken, da sie LDL-Cholesterin abbauen.

Würzige Kräuterküche

Kräuter spielen in der mediterranen Küche eine besondere Rolle, denn erst durch sie erhalten viele Gerichte ihr typisches Aroma. Aber Kräuter würzen nicht nur die Speisen, sie haben auch viele positive Auswirkungen auf den Körper, denn sie enthalten jede Menge Vitamine und Mineralstoffe. Ebenso wie das Aroma (Ausnahme: Rosmarin) gehen diese jedoch beim Kochen verloren. Geben Sie frische Kräuter deshalb immer erst ganz zum Schluss in den Topf.

Petersilie

Petersilie ist das ideale Würzmittel für alle Blutgruppen (nur bei Blutgruppe A ist es neutral). Es beugt Herzerkrankungen vor, ist gefäßabdichtend, gut gegen Bluthochdruck (Petersilie enthält 1000 mg Kalium/100 g) und kurbelt den Stoffwechsel kräftig an.

GRUNDLAGEN

GRUNDLAGEN

Gesunder Fisch

Eiweiß gehört neben Kohlenhydraten und Fett zu den drei Nährstoffen, die wir unserem Körper täglich mit der Nahrung zuführen sollten. Der Organismus benötigt es zum Beispiel für die Bildung von Muskeln, Hormonen und Enzymen.

Eiweißmangel führt zu schweren gesundheitlichen Schäden, aber auch ein zu hoher Eiweißkonsum kann sich negativ auf den Körper auswirken, weil sich überflüssiges Eiweiß als Fett ablagert. Wer sich gesund und ausgewogen ernähren will, sollte deshalb darauf achten, dass er täglich etwa 1 Gramm Eiweiß pro Kilo Körpergewicht zu sich nimmt.

Neben Gemüse, Kartoffeln und Hülsenfrüchten ist im Süden Fisch ein hochwertiger Eiweißlieferant. Sein Fleisch enthält kaum Fett und hat nur einen geringen Bindegewebsanteil. Daher ist es besonders leicht verdaulich. In der Mittelmeerküche spielt vor allem Seefisch eine bedeutende Rolle. Zwei- bis dreimal wöchentlich sollte er auch auf Ihrem Speiseplan zu finden sein. Er liefert neben Eiweiß nämlich auch wichtige Mineralstoffe, allen voran Jod.

Omega-3-Fettsäuren

Fischöl ist eine Ausnahme unter den tierischen Fetten, denn es ist ausgesprochen herz- und gefäßfreundlich. Die in ihm enthaltene ungesättigte Omega-3-Fettsäure hat auch eine positive Wirkung auf den Cholesterinspiegel und muss wie alle essenziellen (lebenswichtigen) Fettsäuren durch die Nahrung aufgenommen werden. Besonders reich an Omega-3-Fettsäure sind Sardine, Lachs und Thunfisch.

Olivenöl

Fett ist ein wichtiger Bestandteil unserer Ernährung. Es hat einen hohen Sättigungswert und unterstreicht das Aroma vieler Speisen. Vor allem aber sorgt es dafür, dass die fettlöslichen Vitamine A, D, E und K sowie die essenziellen (lebenswichtigen) Fettsäuren aus dem Darm in den Blutkreislauf gelangen.

Damit sich die gesunden Merkmale von Fett nicht ins Gegenteil umwandeln, dürfen Sie pro Tag maximal 70 Gramm Fett zu sich nehmen (inklusive der versteckten Fette in Käse, Wurst oder Gebäck).

Ein Wort fällt im Zusammenhang mit zu hohem Fettverbrauch immer wieder: Cholesterin. Dabei ist das Cholesterin an sich eine für den Körper lebenswichtige Substanz, die Bestandteil fast jeder menschlichen Zelle ist und beispielsweise eine wichtige Rolle im Hormonhaushalt spielt. Und unser Körper ist sogar in der Lage, Cholesterin selbst herzustellen – was er umso stärker tut, je weniger Cholesterin ihm von außen zugeführt wird.

Negative gesundheitliche Folgen hat Cholesterin erst dann, wenn es sich im Herz oder in den Blutbahnen anlagert. Dabei ist weniger der gesamte Cholesterinwert von Bedeutung, sondern vielmehr das Verhältnis der Werte des so genannten guten (HDL) und des so genannten schlechten (LDL) Cholesterins. Wird die Fettzufuhr zu stark eingeschränkt, sinkt auch der Wert von HDL-Cholesterin ab, das die Gefäße vor Arteriosklerose schützt.

Der tägliche Fettbedarf sollte zu einem Drittel bis zur Hälfte durch einfach ungesättigte Fettsäuren gedeckt werden. Sie senken den LDL-Wert deutlich und heben gleichzeitig den HDL-Spiegel an.

Bei keinem anderen Öl ist der Anteil an einfach ungesättigten Fettsäuren so hoch wie bei Olivenöl (rund 75 Prozent). Das »flüssige Gold« spielt daher bei der Regulierung der Cholesterinwerte eine wichtige Rolle. Gleichzeitig schützt es vor Herzerkrankungen, denn kalt gepresstes Olivenöl enthält Antioxidanzien, die Gefäßschäden entgegenwirken und so Arteriosklerose vorbeugen.

Jeden Tag ein Glas Rotwein

Mit Ausnahme der Türkei gehört im gesamten Mittelmeerraum ein Glas Wein zum Essen einfach dazu. Eine Sitte, die es nachzuahmen durchaus lohnt, vor allem dann, wenn Sie sich für ein Glas Rotwein entscheiden. Zum Essen wohl gemerkt, nicht danach! Und natürlich kommt es auch auf die Menge an: Nach Angaben der Deutschen Gesellschaft für Ernährung e. V. dürfen Frauen täglich maximal $\frac{1}{8}$ Liter trinken, Männer das Doppelte.

Rotwein enthält Flavone, die den schlechten Cholesterinwert (LDL-Cholesterin) senken. Gleichzeitig erhöhen Antioxidanzien das gute HDL-Cholesterin. Maßvoller Alkoholgenuss hat also durchaus eine Schutzwirkung für Herz und Kreislauf.

GRUNDLAGEN

Fit durch den Tag

Wenn Sie Lust bekommen haben, auf die mediterrane Blutgruppen-kost umzusteigen, finden Sie im Folgenden viele leckere Rezepte. Die Klassiker der Mittelmeerküche fehlen ebenso wenig wie ausgefallene Varianten bekannter Spezialitäten. Es gibt für jeden Bluttyp die richtigen Vorspeisen, Hauptgerichte und Desserts, die es Ihnen leicht machen, ohne Kalorienzählen Ihre Figur zu halten.

Damit Sie schon morgens gesund in den Tag starten und die kleinen Tiefs zwischendurch problemlos wegstecken, dafür sorgen ein ausge-wogenes Frühstück und mehrere kleine Snacks.

Ein gesundes Frühstück

Anders als bei uns wird im Süden dem Frühstück keine große Be-deutung zugemessen. Man isst schnell ein Croissant oder ein Cornet-to, trinkt dazu eine Tasse Kaffee oder Kakao – fertig! Sie selbst soll-ten sich dennoch morgens mehr Zeit zum Essen nehmen, auch wenn das nicht typisch mediterran ist.

Damit Sie voller Energie in den Arbeitstag starten, muss das Früh-stück vor allem aus Kohlenhydraten (z. B. Müsli, Vollkornbrot, fri-sches Obst) und Eiweiß (z. B. Milch, Joghurt, Quark, magerer Käse) bestehen. Welche Nahrungsmittel für Ihre Blutgruppe ideal sind, er-fahren Sie ab Seite 88. Stellen Sie sich einfach Ihr Lieblingsfrüh-stück zusammen! Ganz wichtig: Schon morgens viel trinken, am be-sten ein großes Glas Wasser mit einigen Spritzern Zitronensaft. Das bringt den Stoffwechsel auf Trab.

Tipp

Menschen mit Blutgruppe A vertragen nur wenige Milchprodukte und sollten das morgendliche Müsli besser mit Fruchtsaft oder -mus anrühren. Um den Organismus trotzdem ausreichend mit Kalzium zu versorgen, muss dieser Bluttyp gezielt Nahrungsmittel mit hohem Kalziumgehalt zu sich nehmen, beispielsweise Nüsse, Lachs, Brok-koli und Wurzelgemüse. Sprechen Sie außerdem mit Ihrem Arzt über kalziumhaltige Nahrungsergänzungsmittel.

Kleine Snacks

Wer zwischendurch immer wieder einen kleinen Snack zu sich nimmt, gibt Heißhunger keine Chance. Aber Hände weg von Schokolade, Energieriegeln und Keksen! Sie enthalten meist große Mengen an Zucker und unzählige versteckte Fette. Trotz hohem Nährwert pushen Sie den Blutzuckerspiegel nur kurze Zeit. Kurz darauf sinkt er wieder ab, der Körper verlangt nach mehr Zucker – ein Teufelskreis entsteht.

Optimale Energiespender sind frisches Obst und Milchprodukte. Die besten Zeiten zum Snacken: einmal zwischen Frühstück und Mittagessen, ein- bis zweimal zwischen Mittag- und Abendessen und eventuell noch einmal am späten Abend, dann allerdings wirklich nur noch etwas Obst oder frisch gepressten Saft.

Wer dem Körper auf diese leichte Art die nötige Energie zuführt, nimmt auf Dauer ab, obwohl er öfter isst. Denn dank der Zwischenmahlzeiten haben wir mittags und abends weniger Hunger.

Omega-3-Fettsäuren

Die Faustregel, täglich fünf Portionen Obst oder Gemüse zu essen, lässt sich auch in die mediterrane Blutgruppendiät hervorragend integrieren. Fünf Portionen, das sind fünfmal je eine Hand voll Gemüse oder Obst. Gerade beim Frühstück und als Snack ist das »Grünzeug« ideal. Es liefert viel Energie, verhindert ein Abfallen des Blutzuckerspiegels und hat noch dazu kaum Kalorien.

Viel trinken!

Die meisten Menschen trinken immer noch viel zu wenig. Zwei Liter Flüssigkeit am Tag braucht der Mensch mindestens, damit alle Organe perfekt funktionieren. Das meiste davon müssen wir unserem Körper durch Trinken zuführen, am besten in Form von Mineralwasser, ungesüßten Obst- und Gemüsesäften oder Kräuter- und Früchtetees. Auch Kaffee in Maßen ist erlaubt (außer Sie haben Blutgruppe 0). Allerdings ist er als »Wasserersatz« nicht geeignet. Machen Sie es lieber wie die Italiener und trinken Sie morgens oder mittags einen kleinen Espresso. Vorsicht bei Cappuccino und Co.: Blutgruppe 0 und A vertragen keine Milch, Blutgruppe AB nur Magermilch.

GRUNDLAGEN

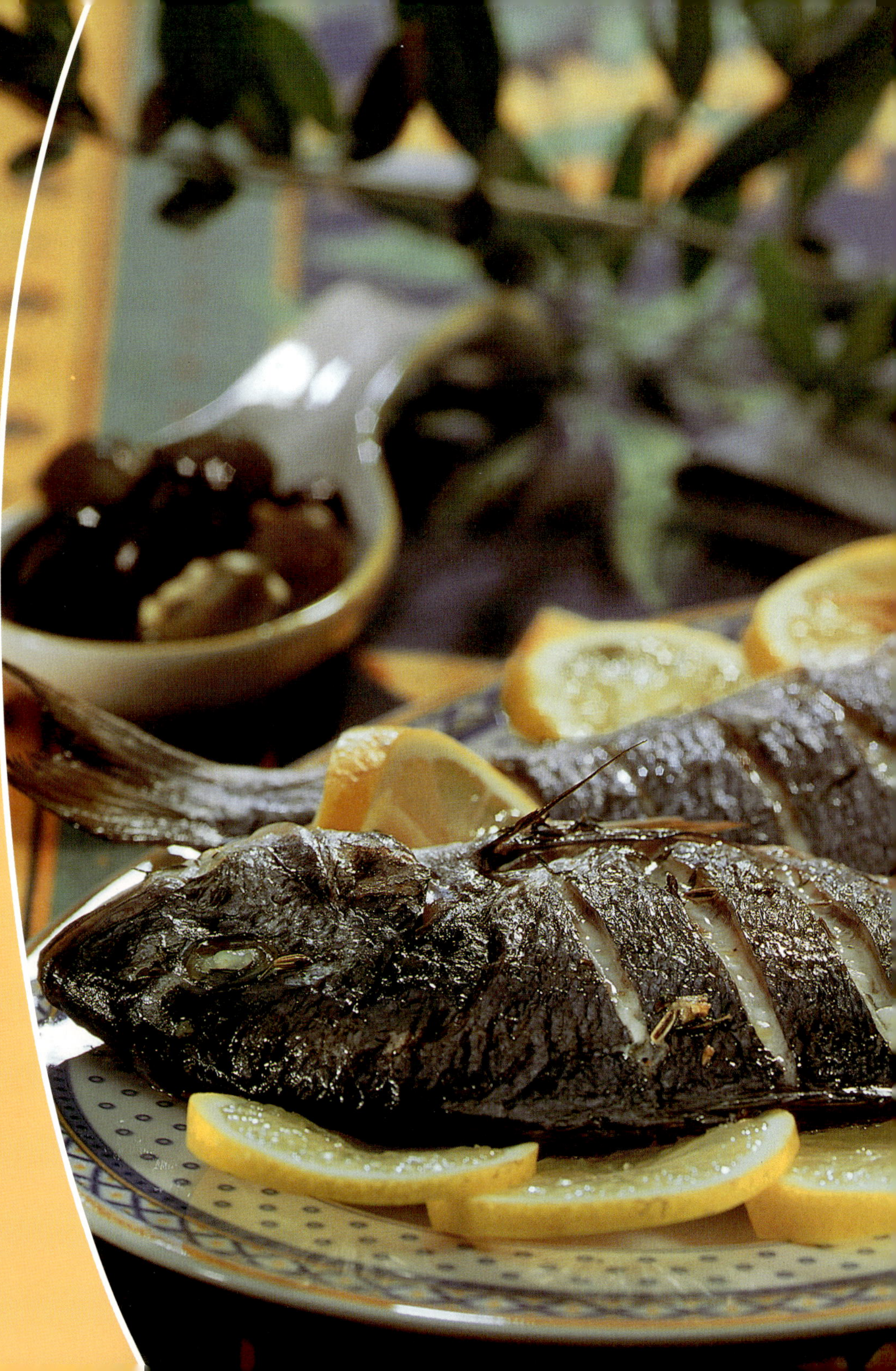

Rezepte für
Blutgruppe 0

Obwohl der Bluttyp 0 Fleisch gut verträgt, sollte es nicht zum Hauptnahrungsmittel werden. Gemüse und Seefisch sind eine gesunde und leicht bekömmliche Alternative.

Rezept auf Seite 32

Vorspeisen

Bagna cauda

1 Portion enthält:
- 1659,6 Kilojoule
- 395,2 Kilokalorien
- 5,3 g Eiweiß
- 38,2 g Fett
- 8,4 g Kohlenhydrate
- 4,5 g Ballaststoffe

Zutaten für 4 Portionen:
1 Gärtnergurke, 2 Möhren, 1 rote Paprika, $^{1}/_{2}$ Bund Frühlingszwiebeln, 1 Chicorée, 1 Kohlrabi, 1 Glas Sardellen (50 g), 2 Knoblauchzehen, 4 EL Butter, 100 ml Olivenöl

Zubereitungszeit: etwa 30 Minuten

◼ Gurke und Möhren schälen und in kleinfingerdicke Stifte schneiden. Paprika waschen, halbieren und von Kernen, Stielansatz und weißen Innenstegen befreien. Fruchtfleisch in nicht zu dünne Streifen schneiden.

◼ Frühlingszwiebeln putzen, waschen und je nach Größe halbieren oder vierteln. Chicorée putzen, waschen und die Blätter ablösen. Kohlrabi putzen, schälen und in Stifte oder Scheiben schneiden. Das Gemüse auf einer Platte anrichten.

◼ Sardellenfilets abspülen, abtropfen lassen und fein hacken. Knoblauch abziehen und ebenfalls fein hacken.

◼ Butter bei kleiner Hitze schmelzen, ohne sie braun werden zu lassen. Sardellen und Knoblauch zugeben. Knoblauch weich dünsten. Das Olivenöl zugeben und alles auf kleiner Flamme zwei Minuten unter Rühren köcheln lassen.

◼ Die heiße Sauce auf ein Rechaud stellen und als Dip zu der Rohkost servieren.

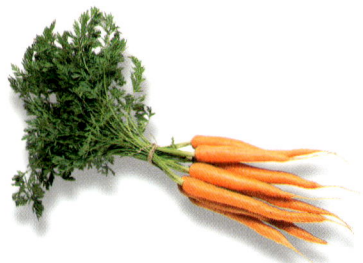

Artischockenböden mit Bohnen

1 Portion enthält:
955,5 Kilojoule
227,5 Kilokalorien
4,0 g Eiweiß
19,1 g Fett
10,0 g Kohlenhydrate
5,3 g Ballaststoffe

Zutaten für 4 Portionen:
250 g weiße Bohnen (aus der Dose),
1 Zwiebel, $^1/_2$ Bund Petersilie, 1 Zitrone,
5 EL Olivenöl, Meersalz, Piment,
4 Artischocken

Zubereitungszeit: etwa 90 Minuten

■ Bohnen abtropfen lassen. Zwiebel abziehen und sehr fein hacken. Petersilie waschen und trockenschütteln. Zitrone auspressen. 2 bis 3 Esslöffel vom Saft abnehmen und mit dem Öl, Meersalz und Piment zu einem Dressing verrühren. Bohnen mit Zwiebeln, Dressing und abgezupften Petersilieblättchen vermischen. Durchziehen lassen.

■ Stiele von den Artischocken abschneiden. In einem großen Topf etwa 4 l Wasser, den restlichen Zitronensaft, Meersalz und Piment zum Kochen bringen. Artischocken hineingeben und etwa 40 Minuten kochen, bis sich die Blätter leicht ablösen lassen. Abgießen und auskühlen lassen.

■ Artischockenblätter abzupfen und das Stroh entfernen. Bohnensalat auf die Böden geben und die Artischocken servieren.

Tipp

Kochen Sie die Artischocken bereits am Vortag und essen Sie die Blätter mit einem Knoblauchdip. Ein Rezept dafür finden Sie auf Seite 34. Die Böden mit Folie bedeckt im Kühlschrank aufbewahren.

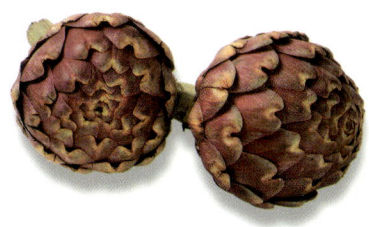

BLUTGRUPPE O

Kichererbsensalat

1 Portion enthält:
2926,5 Kilojoule
696,8 Kilokalorien
34,3 g Eiweiß
31,1 g Fett
68,1 g Kohlenhydrate
17,0 g Ballaststoffe

Zutaten für 4 Portionen:
500 g Kichererbsen (aus der Dose),
100 g Thunfisch im eigenen Saft (aus der
Dose), 2 Eier, 4 Tomaten, 4 EL Olivenöl,
3 EL Zitronensaft, Meersalz, Piment,
2 Knoblauchzehen, 1 Gemüsezwiebel,
1 Bund Petersilie

Zubereitungszeit: etwa 45 Minuten

- Kichererbsen und Thunfisch abtropfen lassen. Die Eier hart kochen, abschrecken und abkühlen lassen. Tomaten waschen, den Stielansatz keilförmig herausschneiden und das Fruchtfleisch in nicht zu kleine Würfel schneiden.
- Aus Olivenöl, Zitronensaft, Meersalz und Piment ein Dressing rühren. Den Knoblauch abziehen und dazupressen.
- Kichererbsen, Tomatenwürfel und Thunfisch mit dem Dressing vermengen und alles 30 Minuten ziehen lassen.
- Währenddessen die Zwiebel abziehen und in dünne Ringe schneiden. Eier pellen und achteln. Petersilie waschen, trockenschütteln und grob zerzupfen.
- Eine Platte mit Zwiebelringen belegen. Den Salat mit Meersalz, Piment und eventuell mit Zitronensaft abschmecken und auf den Zwiebeln anrichten. Die Eier darauf setzen und mit Petersilie bestreuen.

Tintenfischsalat

1 Portion enthält:
1673,3 Kilojoule
398,4 Kilokalorien
26,1 g Eiweiß
24,7 g Fett
16,9 g Kohlenhydrate
5,0 g Ballaststoffe

Zutaten für 4 Portionen:
Je 1 rote und gelbe Paprika, 4 Tomaten,
1 große Gemüsezwiebel, 1 Bund Petersilie,
1 Knoblauchzehe, 4 EL Zitronensaft,
6 EL Olivenöl, Meersalz, Piment,
500 g Kalamartuben (küchenfertig)

Zubereitungszeit: etwa 30 Minuten

■ Paprika waschen, halbieren, von Stiel, Kernen und weißen Innenstegen befreien. Das Fruchtfleisch in dünne Streifen schneiden.

■ Tomaten waschen und achteln, dabei den Stielansatz herausschneiden. Gemüsezwiebel abziehen und in dünne Ringe schneiden. Petersilie waschen und trockenschütteln.

■ Knoblauch abziehen und fein hacken. Aus Zitronensaft und 4 Esslöffel Öl, Meersalz, Piment und Knoblauch ein Dressing rühren.

■ Gemüse in einer Schüssel mischen und das Dressing darüber geben. Ziehen lassen.

■ Währenddessen Kalamartuben waschen, trockentupfen und in schmale Ringe schneiden.

■ Das restliche Öl in einer beschichteten Pfanne erhitzen und die Tintenfischringe bei mittlerer Hitze fünf bis zehn Minuten braten, gelegentlich wenden.

■ Die warmen Tintenfischringe auf den Salat geben. Petersilie grob hacken und darüber streuen.

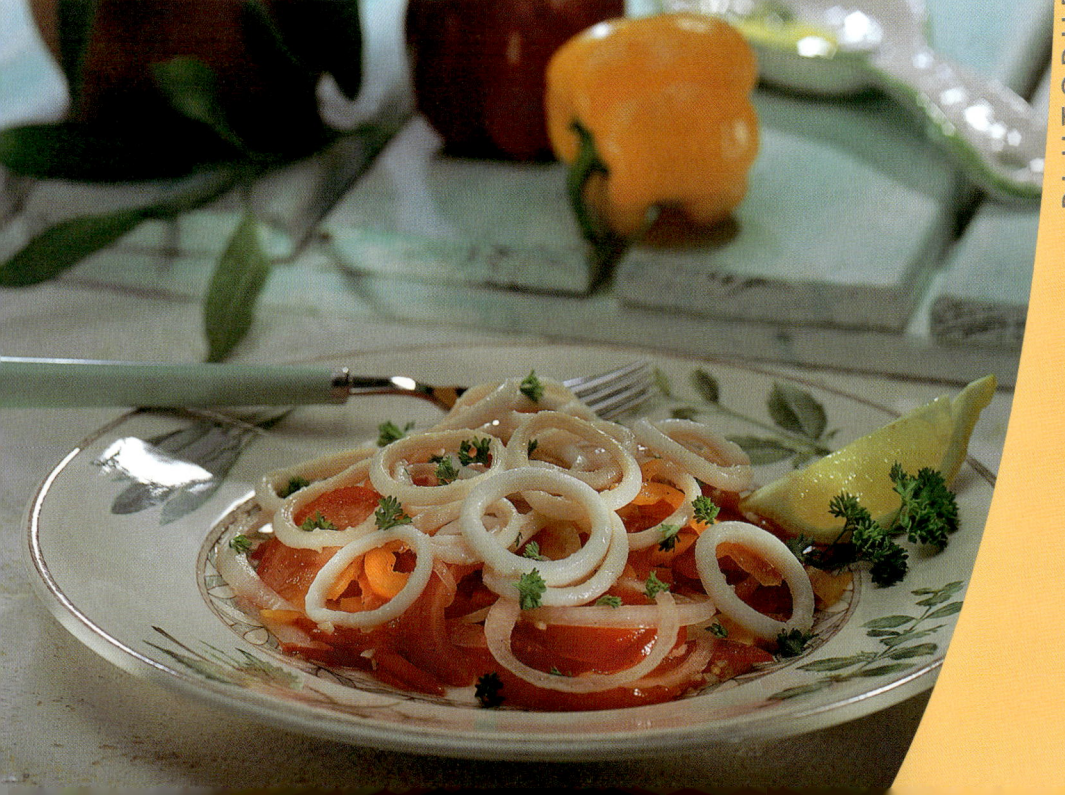

Hauptgerichte

Garnelenspieße

1 Portion enthält:
3637,0 Kilojoule
866,0 Kilokalorien
81,2 g Eiweiß
35,8 g Fett
53,9 g Kohlenhydrate
0,9 g Ballaststoffe

Zutaten für 4 Portionen:
16 rohe Riesengarnelen (frisch oder TK-Ware), 200 ml Olivenöl, Meersalz, Piment, 4 Knoblauchzehen, 250 g Reis, 1 Eigelb, 1 TL Senf, Zitronensaft, 1 Zitrone

Zubereitungszeit: etwa 30 Minuten (+ 1 Stunde Marinierzeit)

- Garnelen bis auf die Schwanzflosse schälen. Den Rücken mit einem spitzen Messer einschneiden und den schwarzen Darm entfernen. Jeweils 4 Garnelen auf einen Schaschlikspieß stecken.
- 6 Esslöffel Olivenöl mit Meersalz und Piment würzen. 2 Knoblauchzehen abziehen und zum Öl pressen. Die Garnelenspieße mindestens eine Stunde im Knoblauchöl marinieren.
- Den Reis in $^{1}/_{2}$ l kochendes Salzwasser geben und bei kleiner Flamme bissfest garen.
- Währenddessen das Eigelb mit dem Handrührgerät aufschlagen und den Senf zugeben. Unter ständigem Rühren das restliche Öl ganz langsam in einem dünnen Stahl zugeben, bis die Mayonnaise eine cremige Konsistenz hat. Mit Meersalz und Zitronensaft abschmecken. Den restlichen Knoblauch abziehen und in die Mayonnaise pressen.
- Die Garnelen unter dem vorgeheizten Grill (220 °C) oder auf dem Holzkohlengrill von jeder Seite zwei Minuten grillen. Mit Reis, Knoblauchmayonnaise und Zitronenachteln servieren.

Tipp

Falls die Mayonnaise gerinnt, ein neues Eigelb in einer Schüssel mit dem Quirl aufschlagen und die geronnene Mayonnaise löffelweise unterrühren.

Gegrillter Lachs mit Petersilienbutter

1 Portion enthält:
1835,1 Kilojoule
436,9 Kilokalorien
28,1 g Eiweiß
35,6 g Fett
1,9 g Kohlenhydrate
0,3 g Ballaststoffe

Zutaten für 4 Portionen:

$1/4$ Bund Petersilie, 1 Schalotte, 1–2 Knoblauchzehen, 125 g weiche Butter, Meersalz, Piment, 4 Lachssteaks (je etwa $2^1/_2$ cm dick), 2 EL Olivenöl, 1 unbehandelte Zitrone

Zubereitungszeit: etwa 35 Minuten

- Petersilie waschen und trockenschütteln. Die Blättchen abzupfen und fein hacken. Schalotte und Knoblauch abziehen und sehr fein würfeln.
- Die Butter mit dem elektrischen Handrührgerät schaumig schlagen. Schalotten- und Knoblauchwürfelchen sowie Petersilie unterrühren. Mit Meersalz und Piment abschmecken.
- Die Lachsteaks rundum mit Olivenöl bestreichen und von beiden Seiten je drei Minuten auf dem Holzkohlegrill oder im Backofen (220 °C) grillen.
- Die Lachsteaks nochmals wenden, erneut mit Öl einpinseln und weitere drei Minuten grillen. Den Vorgang von jeder Seite noch zwei- bis dreimal wiederholen. Beim letzten Wenden jede Seite mit etwas Meersalz und Piment würzen. Der Fisch ist fertig, wenn er sich auf Fingerdruck fest anfühlt, aber noch leicht nachgibt.
- Währenddessen die Petersilienbutter falls nötig nochmals mit Meersalz und Piment abschmecken. Zitrone waschen und achteln. Die Lachsteaks vom Rost nehmen und auf eine vorgewärmte Platte geben. Mit Zitronenachteln und Petersilienbutter servieren.

Tipp

Dazu passt Knoblauchbrot: Pressen Sie 1 Knoblauchzehe in 2 Esslöffel Olivenöl und bestreichen Sie damit einige (nicht zu dünne) Scheiben Roggenbrot. Die Brote von jeder Seite 30 bis 60 Sekunden auf den Grill legen. Oder Sie machen etwas mehr Kräuterbutter und essen diese zum gerösteten Brot (ohne Knoblauchöl).

Goldbrasse vom Grill

1 Portion enthält:

2048,6 Kilojoule
487,8 Kilokalorien
80,4 g Eiweiß
17,6 g Fett
1,3 g Kohlenhydrate
0,2 g Ballaststoffe

Zutaten für 4 Portionen:
4 EL Olivenöl, 1 Bund Thymian, $1/2$ TL Fenchelsamen, 1 Knoblauchzehe, Meersalz, Piment, 2 mittelgroße Goldbrassen (küchenfertig), 1 unbehandelte Zitrone

Zubereitungszeit: etwa 45 Minuten, Foto Seite 24/25

■ Olivenöl mit abgezupften Thymianblättchen von $1/2$ Bund, Fenchelsamen, durchgepresstem Knoblauch, Meersalz und Piment vermischen. Mindestens 60 Minuten ziehen lassen.

■ Goldbrassen auf beiden Seiten drei- bis viermal schräg einschneiden. Die Zitrone heiß waschen und in dünne Scheiben schneiden. Die Hälfte der Zitronenscheiben mit den restlichen Thymianstängeln in die Bauchhöhlen der Fische geben.

■ Die Fische rundum mit der Ölmischung bepinseln. Dabei das Fleisch an den Einschnitten etwas auseinander ziehen.

■ Die Goldbrassen über heißem Holzkohlengrill oder im Backofen (220 °C) von jeder Seite etwa 15 Minuten grillen, mit den restlichen Zitronenscheiben anrichten und sofort servieren.

BLUTGRUPPE O

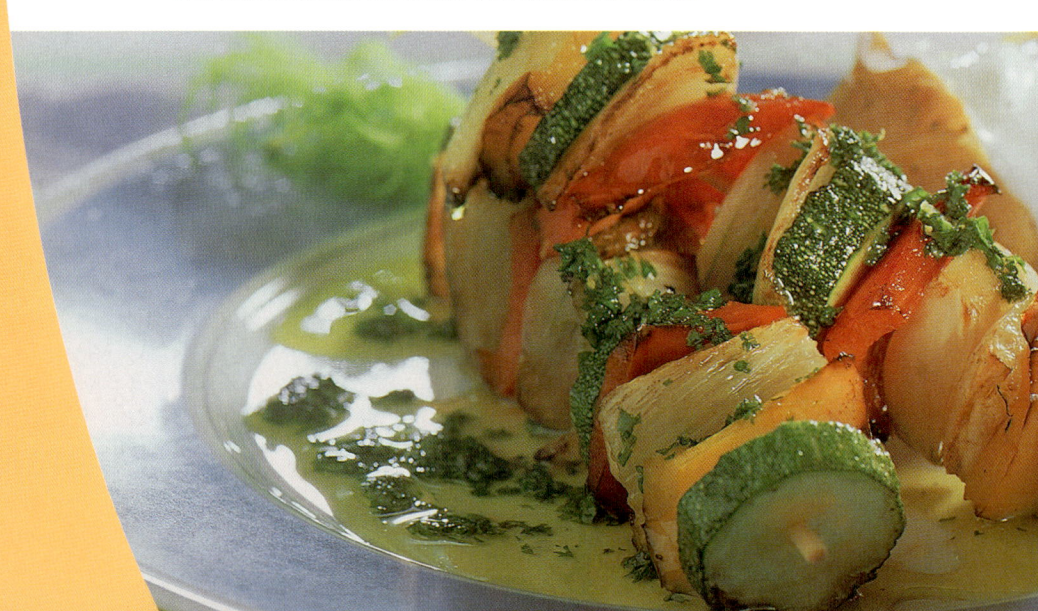

Gemüsespießchen mit Salsa verde

1 Portion enthält:
1397,2 Kilojoule
332,7 Kilokalorien
9,3 g Eiweiß
25,6 g Fett
15,9 g Kohlenhydrate
10,8 g Ballaststoffe

Zutaten für 4 Portionen:

1 Fenchelknolle, Meersalz, je 1 rote und gelbe Paprika, 4 Zucchini, $1^1/_2$ Gemüsezwiebeln, 1 Bund gemischte Kräuter, 4 Knoblauchzehen, 1 Zitrone, 200 ml Olivenöl, 1 Bund Petersilie, 1 hart gekochtes Ei

Zubereitungszeit: etwa 60 Minuten, Foto links

- Fenchel putzen, waschen und halbieren, das zarte Grün aufheben. Strunk entfernen und die Knolle in Stücke teilen. In kochendem Salzwasser drei Minuten vorgaren.
- Paprika waschen, halbieren und von Stielen, Kernen und weißen Innenstegen befreien. Fruchtfleisch in grobe Stücke schneiden.
- Die Zucchini putzen, waschen und in dicke Scheiben schneiden. 1 Zwiebel abziehen und achteln.
- Kräuter waschen, trockenschütteln und fein hacken. 1 Knoblauchzehe abziehen und die Zitrone auspressen.
- Aus Zitronensaft, 8 Esslöffel Öl, Kräutern und Meersalz eine Marinade anrühren. Den Knoblauch dazupressen.
- Stücke von Fenchel, Paprika, Zwiebel und Zucchini abwechselnd auf Schaschlikspieße stecken. Die Gemüsespieße 30 Minuten in die Marinade legen. Von Zeit zu Zeit wenden oder bepinseln.
- Währenddessen für die Salsa verde die halbe Zwiebel und die restlichen 3 Knoblauchzehen abziehen und sehr fein hacken. Das restliche Olivenöl erhitzen und Zwiebel- und Knoblauchwürfel darin andünsten, bis sie leicht Farbe annehmen. Vom Herd nehmen. Petersilie waschen, gut trockenschütteln und die Blättchen abzupfen. Mit Zwiebel-Knoblauch-Mischung (mit Öl) und dem Ei im Mixer pürieren. Mit Meersalz und Piment abschmecken.
- Gemüsespieße auf dem Holzkohlengrill oder im Backofen (220 °C) 10 bis 15 Minuten grillen, dabei öfter wenden. Mit der Salsa verde servieren.

Provenzalische Fischsuppe

1 Portion enthält:
3397,8 Kilojoule
809,0 Kilokalorien
43,1 g Eiweiß
56,0 g Fett
30,8 g Kohlenhydrate
4,3 g Ballaststoffe

Zutaten für 4 Portionen:

1 Zwiebel, 1 Stange Porree, 500 g Fischabfall (Köpfe, Gräten, Flossen vom Fischhändler), 75 ml Weißwein, 1 Lorbeerblatt, 1 TL Meersalz, $\frac{1}{2}$ TL Pimentkörner, 1 Eigelb, 1 TL Senf, 200 ml Olivenöl, Piment, Zitronensaft, 5 Knoblauchzehen, 1 kg fester weißer Seefisch (z. B. Kabeljau, Heilbutt, Schellfisch, Seeteufel), 4 dicke Scheiben Roggenbrot

Zubereitungszeit: etwa 60 Minuten

■ Zwiebel abziehen und in Würfel schneiden. Lauch putzen, waschen und in Ringe schneiden. Fischabfälle, Gemüse, Weißwein, Lorbeer, Meersalz und Pimentkörner mit $1\frac{1}{2}$ l Wasser zum Kochen bringen und bei kleiner Hitze 30 Minuten köcheln lassen. Der Deckel sollte dabei einen Spalt weit offen stehen.

■ Währenddessen das Eigelb mit dem Handrührgerät aufschlagen und den Senf zugeben. Unter ständigem Rühren das Öl ganz langsam in einem dünnen Stahl zugeben, bis die Mayonnaise eine cremige Konsistenz hat. Mit Meersalz, Piment und Zitronensaft abschmecken. 4 Knoblauchzehen abziehen und in die Mayonnaise pressen.

■ Die Fischfilets in etwa 5 cm große Stücke schneiden. Die Suppe durch ein feines Sieb in einen großen Topf gießen. Gemüse und Fischabfälle dabei ausdrücken und anschließend wegwerfen.

■ Suppe aufkochen. Den Fisch zugeben und auf kleinster Flamme etwa fünf Minuten ohne Deckel gar ziehen lassen.

■ Währenddessen das Brot im Toaster rösten. Die verbliebene Knoblauchzehe abziehen und das Brot damit einreiben. Brotscheiben in Würfel schneiden.

■ Die Suppe auf Teller verteilen, jeweils einem Klecks Knoblauchmayonnaise darauf geben und mit den Knoblauchbrotwürfeln bestreut servieren.

Paella

<table>
<tr><td colspan="2">

1 Portion enthält:

3167,4 Kilojoule
754,2 Kilokalorien
57,1 g Eiweiß
24,2 g Fett
75,4 g Kohlenhydrate
6,3 g Ballaststoffe

</td></tr>
</table>

Zutaten für 4 Portionen:
$^1/_2$ Brathähnchen (ca. 350 g), Meersalz, Piment, 200 g Kalamartuben (küchenfertig), 1 Zwiebel, 2 Knoblauchzehen, 1 große rote Paprika, 1 Tomate, 4 EL Olivenöl, 300 g Risottoreis, $^3/_4$ l Gemüsebrühe, 1 Döschen Safran, 200 g Venusmuscheln (geputzt), 200 g Garnelen (ausgelöst), 200 g Erbsen (frisch oder TK), 1 Zitrone

Zubereitungszeit: etwa 60 Minuten

■ Das Hähnchen in Portionsstücke zerteilen. Mit Meersalz und Piment einreiben. Kalamartuben waschen, trockentupfen und in dünne Ringe schneiden.

■ Zwiebel und Knoblauch abziehen und fein hacken. Paprika putzen, waschen, halbieren und von Stielansatz, weißen Kernchen und Innenstegen befreien. Das Fruchtfleisch in dünne Streifen schneiden. Tomate kreuzförmig einritzen, mit kochendem Wasser überbrühen, häuten, entkernen und in kleine Würfel schneiden

■ Olivenöl in einer Paellapfanne (oder einer anderen flachen feuerfesten Form) erhitzen und die Fleischstücke darin von allen Seiten goldbraun braten. Herausheben und beiseite stellen. Kalamarringe ins heiße Öl geben und unter gelegentlichem Rühren von allen Seiten etwa fünf Minuten anbraten. Herausnehmen.

■ Zwiebel und Knoblauch im Öl anschwitzen. Reis zugeben, kurz mitdünsten und mit Brühe aufgießen. Safran einrühren und alles einmal aufkochen lassen.

■ Hähnchenteile, Kalamarringe, Paprika, Tomatenwürfel, Venusmuscheln, Garnelen und Erbsen auf dem Reis verteilen und alles im vorgeheizten Backofen (200 °C) 25 Minuten backen, bis die Flüssigkeit aufgesogen und der Reis gar ist. Mit Zitronenachteln servieren.

BLUTGRUPPE O

Lammkeule mit grünen Bohnen

1 Portion enthält:
3650,9 Kilojoule
869,3 Kilokalorien
75,3 g Eiweiß
51,2 g Fett
22,2 g Kohlenhydrate
13,1 g Ballaststoffe

Zutaten für 4 Portionen:
4 Möhren, 6 große Zwiebeln, 4 Knoblauchzehen, 4 Salbeiblätter, 2 Rosmarinzweige, Meersalz, 2 EL Senf, gemahlener Kümmel, 3 EL Olivenöl, 1 kg Lammkeule (ausgelöst), 1 Zweig Thymian, $1/8$ l Rotwein, 500 g grüne Bohnen, 6 EL kalte Butter

Zubereitungszeit: etwa 120 Minuten, Foto rechts

- Möhren putzen, waschen und in dicke Scheiben schneiden. Zwiebeln und 3 Knoblauchzehen abziehen. Zwiebeln vierteln.
- Knoblauch, 2 Salbeiblätter und die Nadeln eines Rosmarinzweigs mit Salz, Senf, Kümmel und 1 Esslöffel Öl im Mörser zerreiben.
- Die Innenseite der entbeinten Lammkeule dick mit der Paste einstreichen. 2 Salbeiblätter auflegen und die Keule zusammenklappen. Mit Küchengarn zusammenbinden und die Keule von außen mit Meersalz einreiben.
- Das restliche Öl in einem Bräter erhitzen und die Lammkeule rundum anbraten. Möhren, Zwiebeln, Thymian und restlichen Rosmarin zugeben und kurz mitbraten. Den Wein angießen.
- Die Keule im vorgeheizten Backofen (190 °C) 80 bis 90 Minuten garen. Von Zeit zu Zeit mit Saft oder Wasser begießen. Falls das Fleisch zu dunkel wird, mit Alufolie abdecken.
- Währenddessen die Bohnen putzen und waschen. In leicht kochendem Salzwasser etwa zehn Minuten bissfest garen.
- Die letzte Knoblauchzehe abziehen und in dünne Scheiben schneiden. 1 Esslöffel Butter in den Topf geben und schmelzen. Knoblauch kurz mitdünsten, Bohnen zugeben und alles gründlich durchschwenken. Warm stellen.
- Die Keule aus dem Bräter nehmen und in Alufolie einschlagen. Die Flüssigkeit durch ein Sieb in einen Topf gießen. Dabei das Gemüse ausdrücken und anschließend wegwerfen. Den Fond mit Meersalz abschmecken und die eiskalte Butter in Flöckchen einmontieren.
- Die Lammkeule aus der Folie wickeln, aufschneiden und mit Sauce und grünen Bohnen servieren.

BLUTGRUPPE 0

Kalbsleber mit Zwiebeln

1 Portion enthält:
1379,8 Kilojoule
328,5 Kilokalorien
27,8 g Eiweiß
20,0 g Fett
8,6 g Kohlenhydrate
0,7 g Ballaststoffe

Zutaten für 4 Portionen:
1 Zwiebel, 4 EL Olivenöl, 1 Zweig Salbei,
500 g Kalbsleber, Meersalz, Piment,
2 EL Weißwein, $\frac{1}{2}$ Bund Petersilie

Zubereitungszeit: etwa 25 Minuten

- Zwiebel abziehen und fein würfeln. In 2 Esslöffel heißem Öl unter Rühren weich dünsten. Salbei zugeben und zwei Minuten weiter dünsten. Beiseite stellen.
- Die Leber in dünne Streifen schneiden. Mit Meersalz und Piment würzen und im restlichen Olivenöl drei Minuten braten, bis sie rundum braun ist. Die Zwiebeln zugeben und alles weitere zwei Minuten braten.
- Leber aus der Pfanne heben und warm stellen. Bratensatz mit Weißwein ablöschen und etwas einreduzieren. Petersilie waschen, trockenschütteln und hacken. Die Leber mit Sauce überziehen und mit Petersilie bestreuen.

BLUTGRUPPE O

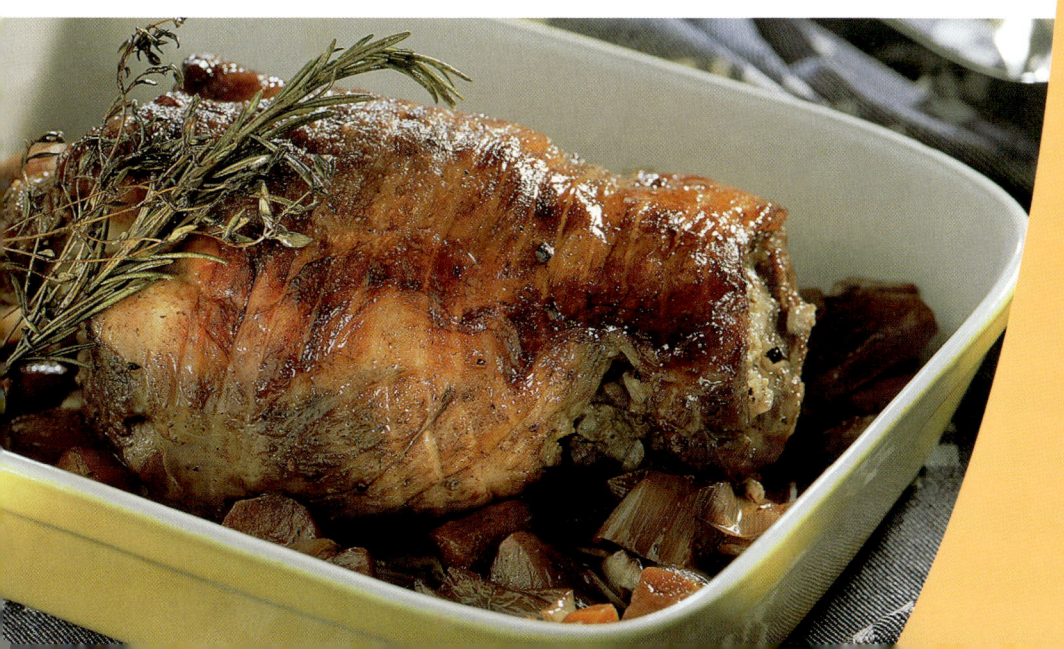

Nachspeisen

Gefüllte Feigen

1 Portion enthält:
1098,0 Kilojoule
261,4 Kilokalorien
6,6 g Eiweiß
12,1 g Fett
30,9 g Kohlenhydrate
7,8 g Ballaststoffe

Zutaten für 4 Portionen:
8 getrocknete Feigen, 50 g gemahlene Mandeln, 1 EL geriebene Zartbitterschokolade, 8 ganze Mandeln (gehäutet)

Zubereitungszeit: etwa 20 Minuten

- Die Stielansätze der Feigen mit einem spitzen Messer herausschneiden. An dieser Stelle mit der Fingerspitze eine kleine Mulde in die Feigen drücken.
- Die gemahlenen Mandeln mit der Schokolade vermengen und jeweils ein Achtel der Mischung in jede Feige füllen. Die Feige über der Füllung zusammendrücken.
- Die Feigen auf ein Backblech setzen und im vorgeheizten Backofen (175 °C) fünf Minuten backen. Vorsichtig wenden und weitere fünf Minuten backen.
- Währenddessen die ganzen Mandeln ohne Fett in einer Pfanne rösten. Die Feigen aus dem Ofen nehmen und je eine Mandel vorsichtig hineinstecken. Kalt oder lauwarm servieren.

Hochzeitsreis

1 Portion enthält:
1983,0 Kilojoule
472,2 Kilokalorien
4,9 g Eiweiß
8,3 g Fett
92,7 g Kohlenhydrate
2,7 g Ballaststoffe

Zutaten für 4 Portionen:
50 g Rosinen, 150 g Milchreis, 200 g Vollrohrzucker, 1 Msp. Safranpulver, 50 g Walnüsse, 1 Granatapfel, 2 EL Rosenwasser (aus der Apotheke)

BLUTGRUPPE 0

Zubereitungszeit: etwa 45 Minuten

■ Rosinen in einer Schale mit warmen Wasser einweichen. Den Reis mit Vollrohrzucker und 300 ml Wasser zum Kochen bringen. Bei schwacher Hitze etwa 25 Minuten quellen lassen. Eventuell Wasser nachgießen. Kurz vor Ende der Garzeit den Safran einrühren.

■ Den Reis vom Herd nehmen, in Portionsschälchen füllen und abkühlen lassen. Walnüsse ohne Fett in einer Pfanne rösten, abkühlen lassen und grob hacken.

■ Den Granatapfel halbieren und die Kerne mit einem Teelöffel aus den Fruchtkammern lösen. Rosinen abtropfen lassen.

■ Rosenwasser über den Reis träufeln. Rosinen, gehackte Walnüsse und Granatapfelkerne darüber geben.

Gratinierte Pflaumen

1 Portion enthält:
778,8 Kilojoule
185,4 Kilokalorien
4,9 g Eiweiß
10,2 g Fett
16,6 g Kohlenhydrate
3,6 g Ballaststoffe

Zutaten für 4 Portionen:
8 Pflaumen, 3 Eigelbe, 1 EL Vollrohrzucker, 40 ml Muskateller-Wein, 2 EL Mandelblättchen

Zubereitungszeit: etwa 20 Minuten

■ Pflaumen waschen, halbieren und entsteinen. Die Eigelbe und den Vollrohrzucker über dem heißen Wasserbad mit dem elektrischen Handrührgerät etwa zehn Minuten schaumig schlagen.

■ Muskateller nach und nach zugeben und weiterschlagen, bis eine dickflüssige Creme entsteht.

■ Die Pflaumen auf vier Dessertteller verteilen und mit der Creme überziehen. Mit Mandelblättchen bestreuen und unter dem vorgeheizten Grill (220 °C) etwa zwei Minuten gratinieren, bis die Oberfläche leicht gebräunt ist.

BLUTGRUPPE O

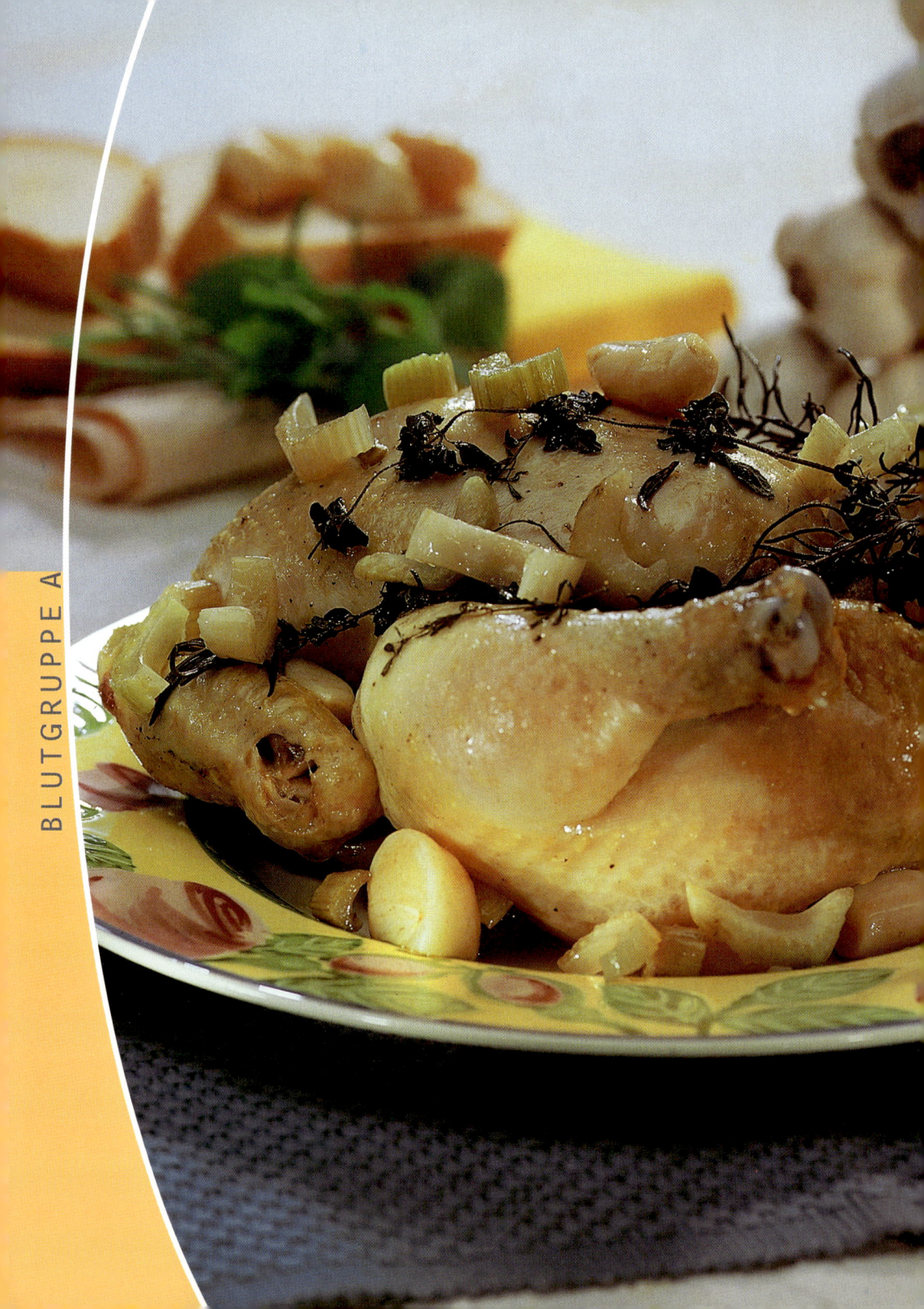

Rezepte für Blutgruppe A

Menschen mit Blutgruppe A vertragen fast
alle Gemüsesorten hervorragend und sind
daher häufig Vegetarier. Ab und zu darf
aber auch Fisch oder Geflügel auf dem
Speiseplan stehen.

Rezept auf Seite 50

Vorspeisen

Polenta vom Grill auf Salat

1 Portion enthält:
1293,3 Kilojoule
307,9 Kilokalorien
4,7 g Eiweiß
17,3 g Fett
33,0 g Kohlenhydrate
3,5 g Ballaststoffe

Zutaten für 4 Portionen:

1 TL Meersalz, 150 g Polenta,
4–5 EL Olivenöl, $^1/_2$ Kopf Römersalat,
2 kleine gekochte Rote Bete (geschält),
3–4 EL Zitronensaft, Piment,
1 Knoblauchzehe

Zubereitungszeit: etwa 150 Minuten

■ $1^1/_2$ l Wasser mit Meersalz zum Kochen bringen. Die Polenta unter ständigem Rühren langsam ins sprudelnde Wasser rieseln lassen und alles noch etwa 30 Sekunden kochen lassen. Die Hitze reduzieren und die Polenta etwa 25 Minuten garen; dabei regelmäßig kräftig durchrühren. Die Polenta ist fertig, wenn ein Kochlöffel aufrecht in ihr stehen bleibt.

■ Ein Backblech mit Olivenöl einpinseln und die heiße Polenta darauf etwa 2 Zentimeter dick verstreichen. Im Kühlschrank etwa zwei Stunden völlig auskühlen und fest werden lassen. Herausnehmen und in zwei Finger dicke Streifen von etwa 8 cm Länge schneiden.

■ Salat putzen und gründlich waschen. Trockenschleudern und in mundgerechte Stücke zupfen. Rote Bete in dünne Stifte schneiden und mit dem Salat mischen. Aus Zitronensaft, Olivenöl, Meersalz und Piment ein Dressing anrühren. Knoblauch abziehen und dazu pressen. Den Salat damit anmachen.

■ Die Polentaschnitten unter dem Grill von beiden Seiten je ein bis zwei Minuten grillen. Dabei eventuell mit etwas Olivenöl einpinseln. Den Salat auf vier Teller verteilen und die heißen Polentaschnitten darauf anrichten.

Omelette provençale

1 Portion enthält:
1285,3 Kilojoule
306,0 Kilokalorien
11,9 g Eiweiß
28,8 g Fett
0,7 g Kohlenhydrate
0,3 g Ballaststoffe

Zutaten für 4 Portionen:
2 Hand voll junger Spinat, 6 Eier,
Meersalz, Piment, 4–6 EL Olivenöl

Zubereitungszeit: etwa 25 Minuten

■ Spinat gründlich waschen und sehr gut abtropfen lassen. Er muss ganz trocken sein. Die Blätter quer in Streifen schneiden.

■ Eier in einer Schüssel aufschlagen, mit Meersalz und Piment würzen und etwa 30 Sekunden kräftig mit einer Gabel verquirlen.

■ Eine Pfanne von 18 cm Durchmesser stark erhitzen. 1 Esslöffel Olivenöl hineingeben, kurz erhitzen und dann $1/4$ der Eimasse in die Pfanne gießen. Dabei die Pfanne schwenken, damit sich das Ei gleichmäßig verteilt. Die Masse unter stetem Rütteln der Pfanne stocken lassen. Dabei das noch Flüssige vorsichtig mit der Gabel verquirlen, ohne dabei das Gestockte zu zerreißen.

■ $1/4$ der Spinatstreifen auf dem Ei verteilen und eine Hälfte des Omeletts darüber schlagen. Die Pfanne anheben und das Omelett auf einen vorgewärmten Teller rutschen lassen. Einen zweiten Teller umgekehrt darauf legen, das Omelett warm stellen und das restliche Ei portionsweise auf die gleiche Weise verarbeiten. Die Omeletts vor dem Servieren eventuell mit je 1 Teelöffel Olivenöl beträufeln.

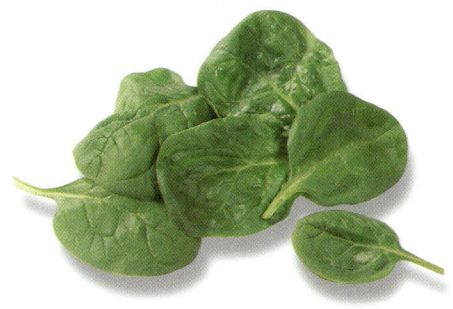

Schafskäsesalat

1 Portion enthält:
2034,6 Kilojoule
484,4 Kilokalorien
19,5 g Eiweiß
42,7 g Fett
5,9 g Kohlenhydrate
2,2 g Ballaststoffe

Zutaten für 4 Portionen:

3 Zucchini, 1 Gemüsezwiebel, 2 Knoblauchzehen, 1 Salatherz, 6 EL Olivenöl, Meersalz, Piment, 400 g Feta (aus Schafsmilch), 2–3 EL grüne Oliven, 3–4 Zweige
Thymian, 3 EL Zitronensaft

Zubereitungszeit: etwa 30 Minuten

- Zucchini putzen, waschen und in dünne Scheiben schneiden. Zwiebel abziehen und in feine Ringe schneiden. Knoblauch abziehen und fein hacken. Das Salatherz verlesen, waschen, trockenschleudern und die Blätter in mundgerechte Stücke zupfen.
- 2 Esslöffel Olivenöl in einer Pfanne erhitzen. Zucchini und Zwiebel unter Rühren etwa drei Minuten darin anbraten. Knoblauch zugeben und kurz weiter dünsten, bis das Gemüse gerade noch Biss hat. Mit Meersalz und Piment abschmecken.
- Feta über das Gemüse bröckeln. Oliven und abgezupfte Thymian-blättchen dazugeben. Den Zitronensaft mit dem restlichen Öl ver-rühren. Mit Meersalz und Piment würzen. Die Vinaigrette über das Gemüse geben, alles durchmischen und mindestens 15 Minuten zie-hen lassen. Kurz vor dem Servieren den Salat untermischen.

Rucolasalat mit gebratenen Austernpilzen

1 Portion enthält:
984,7 Kilojoule
234,5 Kilokalorien
4,0 g Eiweiß
22,9 g Fett
3,4 g Kohlenhydrate
3,4 g Ballaststoffe

Zutaten für 4 Portionen:

300 g Austernpilze, 250 g Rucola,
1 Bund Basilikum, 6 EL Olivenöl,
Meersalz, Piment, 4 EL Zitronensaft,
1–2 Knoblauchzehen

Zubereitungszeit: etwa 20 Minuten

- Austernpilze putzen und kurz unter kaltem Wasser abbrausen. Gut abtropfen lassen oder mit Küchenkrepp trockentupfen. Rucola waschen und trockenschleudern. Basilikum ebenfalls waschen und trockenschütteln.
- 2 Esslöffel Öl in einer beschichteten Pfanne erhitzen und die Pilze darin bei starker Hitze von allen Seiten anbraten. Salzen, mit Piment würzen und den Knoblauch darüber pressen.
- Aus restlichem Öl, Zitronensaft, Meersalz und Piment ein Dressing rühren. Mit Rucola und abgezupften Basilikumblättchen vermischen und die Pilze darüber verteilen.

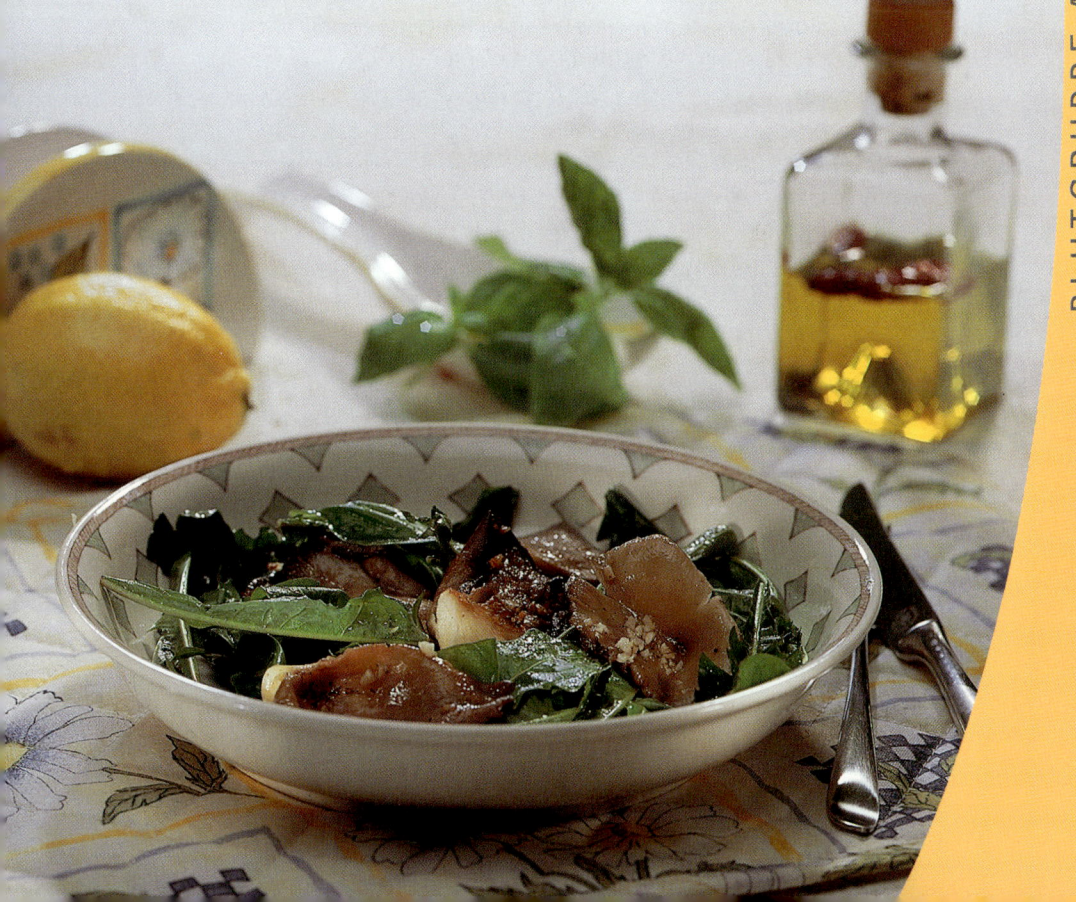

Hauptgerichte

Couscous

1 Portion enthält:
2262,8 Kilojoule
538,8 Kilokalorien
34,3 g Eiweiß
20,5 g Fett
53,3 g Kohlenhydrate
12,4 g Ballaststoffe

Zutaten für 4 Portionen:

300 g Couscous, Meersalz, 2 – 3 EL Olivenöl, 2 Hähnchenkeulen, $^1/_2$ Zwiebel, 200 g Möhren, 200 g Steckrüben, 250 g kleine Okraschoten, 250 g Zucchini, Piment, Zimt, 350 ml Gemüsebrühe, Kreuzkümmel

Zubereitungszeit: etwa 70 Minuten

- Couscous in eine tiefe Schale geben. Mit 150 ml leicht gesalzenem Wasser und 1 bis 2 Teelöffel Olivenöl beträufeln. Alles gründlich mit den Händen durchmischen, bis die Couscouskörnchen das Wasser ganz aufgenommen haben. Die Schale mit Klarsichtfolie abdecken und den Couscous etwa 20 Minuten quellen lassen.

- Währenddessen die Hähnchenkeulen in 4 Portionsstücke teilen. Zwiebel abziehen und fein würfeln. Möhren und Steckrüben waschen und schälen. Möhren halbieren und der Länge nach vierteln, Steckrüben in große Würfel schneiden. Okra und Zucchini putzen und waschen. Zucchini je nach Größe der Länge nach in Viertel oder Achtel schneiden.

- In einem Topf mit Dampfgareinsatz 3 Teelöffel Olivenöl erhitzen. Hähnchenteile und Zwiebeln hineingeben und mit Meersalz, Piment und 1 Messerspitze Zimt würzen. Das Fleisch unter gelegentlichem Wenden etwa zehn Minuten knusprig braun braten. Klein geschnittene Möhren und Steckrüben zugeben. Gemüsebrühe angießen und alles einmal aufkochen lassen. Die Hitze reduzieren und den Dampfeinsatz in den Topf geben.

- Couscous in das Dampfsieb geben. Damit er sich locker verteilt, wird er dazu zwischen den Handflächen zerrieben. Das Ganze ohne Deckel 20 Minuten garen lassen. Couscous auf ein Küchentuch schütten und trocknen lassen. Nach den ersten zwölf Minuten das Sieb kurz abnehmen und Okra und Zucchini zum Fleisch geben.

■ Couscous in einer vorgewärmten Schüssel mit 1 Teelöffel Olivenöl vermischen und warm stellen. Fleisch und Gemüse aus der Brühe heben und ebenfalls warm stellen. Die Brühe aufkochen und einreduzieren. Mit Meersalz, Piment und Kreuzkümmel würzen.

■ Vor dem Servieren den Couscous in die Mitte einer großen Platte häufen. Fleisch und Gemüse darum verteilen. Die Brühe in eine Sauciere füllen und getrennt als Sauce dazu reichen.

Tipp

Wenn Sie keinen Dampfgartopf zur Hand haben, können Sie den Couscous auch in ein feines Metallsieb geben und dieses über einen normalen Topf hängen. Ganz wichtig: Sieb oder Siebeinsatz dürfen die Flüssigkeit nicht berühren, denn der Couscous muss im Dampf garen. Übrigens eine besonders schonende Zubereitungsmethode, die sich auch zum Garen von Gemüse und Fischfilets eignet.

Polentabrei mit Pecorino

1 Portion enthält:	**Zutaten für 4 Portionen:**
2004,2 Kilojoule 477,2 Kilokalorien 12,9 g Eiweiß 22,5 g Fett 55,4 g Kohlenhydrate 3,8 g Ballaststoffe	Meersalz, 300 g Polenta, 100 g Pecorino, 4 EL Olivenöl, Piment

Zubereitungszeit: etwa 30 Minuten

■ 3 l Wasser mit 1 Prise Meersalz zum Kochen bringen. Die Polenta unter ständigem Rühren langsam ins sprudelnde Wasser rieseln lassen und alles noch etwa 30 Sekunden kochen lassen.

■ Die Hitze reduzieren und die Polenta etwa 25 Minuten garen; dabei regelmäßig durchrühren. Währenddessen den Pecorino fein reiben.

■ Polenta auf vier Teller verteilen. Mit einem Löffel jeweils eine Mulde hineindrücken und je 1 Esslöffel Olivenöl sowie 2 bis 3 Esslöffel Pecorino darauf geben. Mit Piment würzen und sofort servieren.

BLUTGRUPPE A

Gefüllte Artischocken

1 Portion enthält:
1199,3 Kilojoule
285,6 Kilokalorien
5,2 g Eiweiß
25,2 g Fett
10,1 g Kohlenhydrate
9,9 g Ballaststoffe

Zutaten für 4 Portionen:

4 große runde Artischocken, 1 Zitrone, Meersalz, 1 EL Kürbiskerne, 1 Knoblauchzehe, $1/2$ Bund Minze, 50 g Semmelbrösel, 6 EL Olivenöl, Piment, $1/4$ l Gemüsebrühe

Zubereitungszeit: etwa 90 Minuten

- Mit einem scharfen Messer von den Artischocken den Stiel und die oberen harten Blattspitzen entfernen. Ringsum die restlichen Blattspitzen mit der Schere abschneiden. Von der Zitrone 4 Scheiben schneiden. Je eine davon auf den Stielansatz jeder Artischocke legen und das Ganze mit Küchengarn wie ein Päckchen verschnüren.
- Die restliche Zitrone auspressen und mit reichlich Wasser und einer kräftigen Prise Meersalz in einem großen Topf zum Kochen bringen. Die Artischocken hineingeben und etwa 20 Minuten garen.
- Währenddessen die Kürbiskerne ohne Fett in einer Pfanne rösten. Etwas abkühlen lassen und im Universalzerkleinerer fein mahlen. In eine kleine Schüssel geben. Knoblauch abziehen und dazu pressen. Minze abbrausen, gut trockenschütteln und sehr fein hacken. Mit den Semmelbröseln ebenfalls in die Schüssel geben. Das Olivenöl dazugießen und alles zu einer geschmeidigen Masse verrühren. Mit Meersalz und Piment abschmecken.
- Artischocken mit einer Schaumkelle herausheben und abkühlen lassen. Die inneren kleinen Blättchen mit den Fingern herauszupfen und das darunter liegende Heu mit einem Teelöffel entfernen. Jede Artischocke mit $1/4$ der Kürbiskern-Minze-Mischung füllen.
- Die Artischocken in eine feuerfeste Form setzen und die Brühe angießen. Die Form mit Alufolie fest verschließen und die Artischocken im vorgeheizten Backofen (220 °C) 30 Minuten backen. Herausheben, abtropfen lassen und servieren.

Rosmarinpizza

1 Portion enthält:
4059,1 Kilojoule
966,5 Kilokalorien
22,3 g Eiweiß
35,7 g Fett
137,9 g Kohlenhydrate
9,9 g Ballaststoffe

Zutaten für 4 Portionen:
750 g Mehl, 1 Würfel Hefe (42 g),
1 TL Vollrohrzucker, 9 EL Olivenöl,
Meersalz, 3 Knoblauchzehen, $^{1}/_{2}$ Bund
Rosmarin, grobes Meersalz

Zubereitungszeit: etwa 100 Minuten

▪ Mehl in eine Schüssel sieben. In die Mitte eine Mulde drücken. Hefe und Vollrohrzucker in 375 ml Wasser auflösen und in die Mulde geben. Mit etwas Mehl bestäuben und zugedeckt an einem warmen Ort 20 Minuten gehen lassen.

▪ 7 Esslöffel Olivenöl und 1 kräftige Prise Meersalz zugeben und alles zu einem glatten Teig kneten. Zugedeckt 45 Minuten gehen lassen.

▪ Teig nochmals durchkneten und auf einem mit Backpapier belegten Backblech ausrollen. Mit einer Gabel mehrmals einstechen, zudecken und weitere fünf bis zehn Minuten gehen lassen.

▪ Währenddessen den Knoblauch abziehen und in dünne Scheiben schneiden. Rosmarinnadeln abzupfen. Den Pizzateig mit dem restlichen Öl bepinseln. Knoblauch, Rosmarin und Meersalz aufstreuen. Im vorgeheizten Backofen (200 °C) etwa 20 Minuten backen.

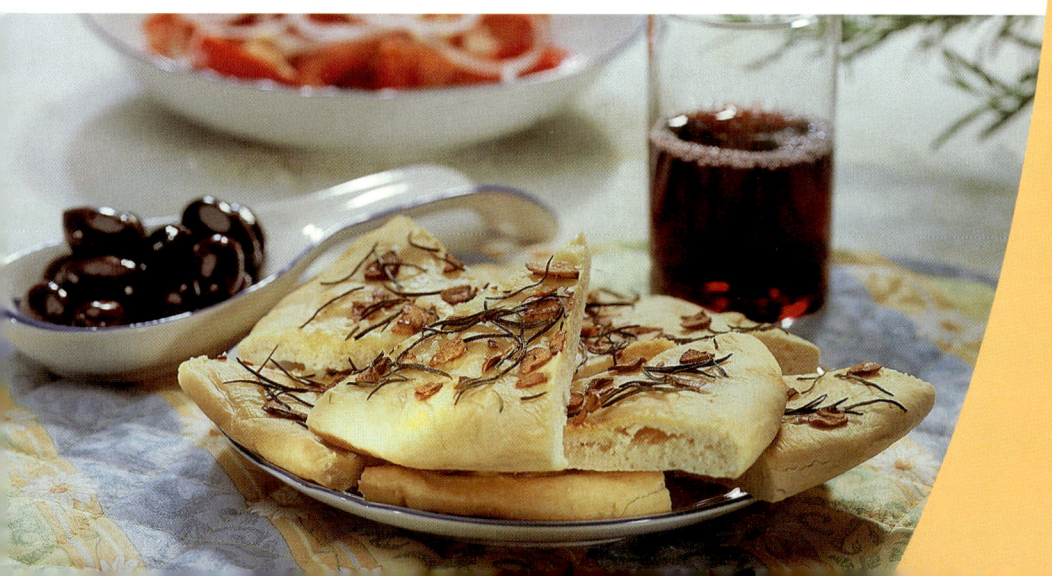

Knoblauchhuhn

1 Portion enthält:
2714,0 Kilojoule
646,2 Kilokalorien
89,6 g Eiweiß
29,9 g Fett
4,3 g Kohlenhydrate
1,8 g Ballaststoffe

Zutaten für 4 Portionen:

1 Brathähnchen (ca. 1$^1/_2$ kg), Meersalz, Piment, 1 Bouquet garni, je $^1/_2$ Bund Rosmarin, Thymian, Salbei und Petersilie, 5 Lorbeerblätter, 2 Stangen Staudensellerie, 20 Knoblauchzehen (ungeschält), 2 EL Olivenöl, 50 g Mehl

Zubereitungszeit: etwa 130 Minuten, Foto Seite 40/41

■ Hähnchen innen und außen kräftig mit Meersalz und Piment würzen und das Bouquet garni in die Bauchhöhle stecken. Kräuter waschen und trockenschwenken. Staudensellerie waschen, putzen und in nicht zu dünne Scheiben schneiden.

■ Ungeschälte Knoblauchzehen, Hähnchen, Kräuter und Staudensellerie in einen schweren Topf geben. Olivenöl darüber gießen und mehrmals durchmischen, bis alle Zutaten von Öl überzogen sind.

■ So viel Wasser in das Mehl rühren, dass ein klebriger Teig entsteht. Den Deckel auf den Topf setzen und den Rand mit Mehlteig luftdicht verschließen.

■ Das Hähnchen im vorgeheizten Backofen (180 °C) zwei Stunden garen. Den Topf aus dem Herd nehmen und den Teigrand erst am Tisch entfernen, um den Deckel zu lüften.

Tipp

Die Knoblauchzehen am Tisch aus der Haut auf geröstete Baguettescheiben drücken und das Brot als Beilage zum Knoblauchhuhn essen.

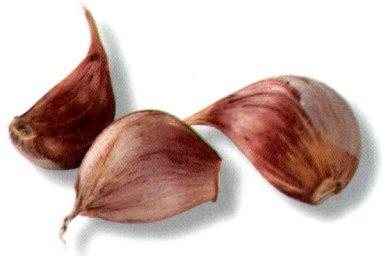

Schwertfisch mit Brokkoligemüse

1 Portion enthält:
1738,3 Kilojoule
413,9 Kilokalorien
42,8 g Eiweiß
21,5 g Fett
5,0 g Kohlenhydrate
7,4 g Ballaststoffe

Zutaten für 4 Portionen:

1 kg Brokkoli, 2 Knoblauchzehen, 80 ml Olivenöl, 225 ml Weißwein, Meersalz, Piment, 4 Schwertfischkoteletts (je etwa $2^1/_2$ cm dick), Mehl

Zubereitungszeit: etwa 30 Minuten

- Brokkoli putzen, waschen und in Röschen teilen. Knoblauchzehen abziehen und in sehr feine Scheiben schneiden.
- 4 Esslöffel Olivenöl in einer großen Pfanne erhitzen und die Brokkoliröschen so lange darin wenden, bis sie völlig mit Öl überzogen sind. Knoblauch zugeben und alles unter Rühren noch eine Minute dünsten. Wein angießen, mit Meersalz und Piment würzen und das Gemüse auf kleiner Flamme etwa 15 Minuten bissfest garen.
- Währenddessen in einer weiteren Pfanne das restliche Öl erhitzen. Den Schwertfisch von beiden Seiten mit Meersalz und Piment würzen, in Mehl wenden und in das heiße Öl geben. Von allen Seiten bei mittlerer Hitze jeweils etwa fünf Minuten braten. Warm stellen.
- Brokkoli mit einem Schaumlöffel aus der Pfanne nehmen und ebenfalls warm stellen. Den Weinsud bei starker Hitze um die Hälfte reduzieren, eventuell nochmals abschmecken und wieder über den Brokkoli gießen. Fisch und Brokkoli auf vier Tellern anrichten und heiß servieren.

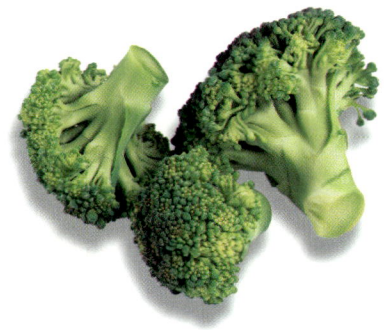

BLUTGRUPPE A

Meerbarben mit Basilikumsauce

1 Portion enthält:
2356,2 Kilojoule
561,0 Kilokalorien
54,9 g Eiweiß
26,8 g Fett
2,8 g Kohlenhydrate
1,9 g Ballaststoffe

Zutaten für 4 Portionen:

$1/2$ Fenchel mit Fenchelgrün, $1/2$ l Weißwein, 2 EL Zitronensaft, 1 Lorbeerblatt, 3 Zweige Thymian, 3 Zweige Rosmarin, $1/2$ Bund Basilikum, $1/2$ Bund Koriander (ersatzweise $1/2$ TL Koriandersamen), 1–2 Knoblauchzehen, 100 ml Olivenöl, $1/2$ TL Paprikapulver, Meersalz, Piment, 4 Meerbarben (küchenfertig, je etwa 250 g)

Zubereitungszeit: etwa 50 Minuten

■ Vom Fenchel das Grün entfernen und beiseite legen. Die Knolle waschen und einmal durchschneiden. Für die Court bouillon Weißwein mit Zitronensaft, Lorbeerblatt, Thymian, Fenchel, 1 Zweig Rosmarin und 2 Zweige Basilikum zugedeckt auf kleiner Flamme 30 Minuten leise köcheln lassen.

■ Währenddessen Fenchelgrün, Basilikum (vorher nochmals 2 Zweige beiseite legen), Koriander, abgezogene Knoblauchzehe und Olivenöl mit dem Pürierstab oder im Mörser pürieren. Mit Paprikapulver, Meersalz und Piment abschmecken.

■ Die Court bouillon durch ein Sieb in einen anderen Topf schütten und auf kleiner Flamme weiter simmern lassen. Die Meerbarben hineingeben und etwa zehn Minuten gar ziehen lassen. Die Fische herausheben, auf einer vorgewärmten Platte anrichten und mit der Basilikumsauce überziehen. Mit Basilikumzweigen verzieren.

BLUTGRUPPE A

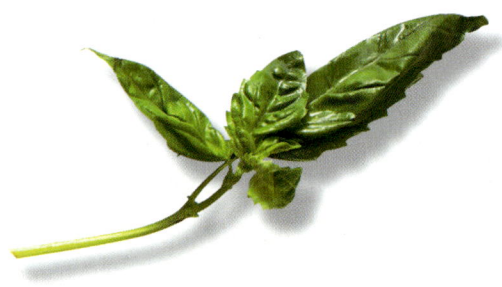

Sardinen im eigenen Saft

1 Portion enthält:
1788,5 Kilojoule
425,8 Kilokalorien
56,5 g Eiweiß
21,1 g Fett
2,2 g Kohlenhydrate
0,8 g Ballaststoffe

Zutaten für 4 Portionen:
8 EL Olivenöl, 3 EL Zitronensaft, Meersalz, Piment, 20 frische Sardinen (küchenfertig), 1 Bund Thymian, 20 frische Weinblätter (ersatzweise Radicchioblätter), 1 Zitrone

Zubereitungszeit: etwa 30 Minuten

- Aus 6 Esslöffel Olivenöl, Zitronensaft, Meersalz und Piment eine Marinade rühren. Jede Sardine mit 1 bis 2 Zweigen Thymian füllen und in der Marinade wenden.
- Weinblätter abwaschen, trockenschütteln. Jede Sardine in ein Blatt wickeln und in mit dem restlichen Öl bepinselte Alufolie einschlagen.
- Im vorgeheizten Backofen (200 °C) etwa zehn Minuten garen. Die einzelnen Päckchen auf einer großen Platte anrichten und mit Zitronenachteln servieren.

BLUTGRUPPE A

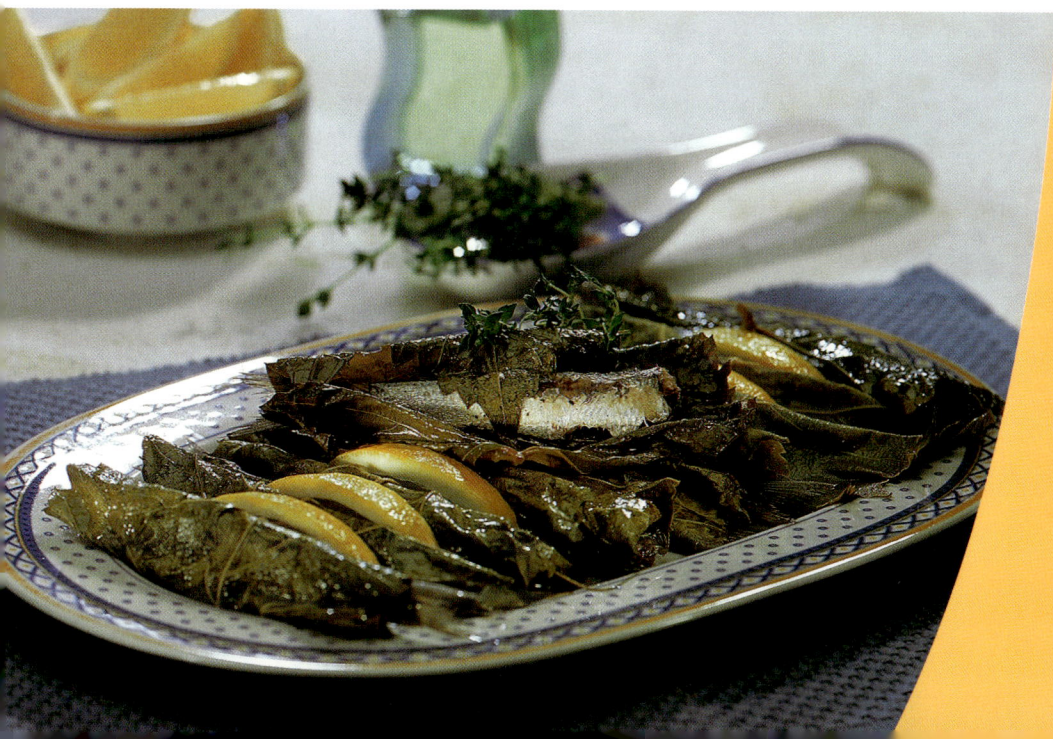

BLUTGRUPPE A

Nachspeisen

Aprikosen in Vanillesirup

1 Portion enthält:
1152,9 Kilojoule
274,5 Kilokalorien
1,6 g Eiweiß
0,3 g Fett
63,7 g Kohlenhydrate
5,7 g Ballaststoffe

Zutaten für 4 Portionen:
8 Aprikosen, 1 Vanilleschote, 200 g Vollrohrzucker, 225 g Himbeeren (TK, aufgetaut und abgetropft), 1 EL Puderzucker

Zubereitungszeit: etwa 30 Minuten

- Aprikosen waschen, mit kochendem Wasser überbrühen, häuten, halbieren und entsteinen.
- Die Vanilleschote auskratzen. Das Mark mit dem Vollrohrzucker und $3/4$ l Wasser auf kleiner Flamme zum Kochen bringen. Aprikosenhälften zugeben und bei schwacher Hitze etwa zehn Minuten köcheln lassen. Mit einem Schaumlöffel herausheben.
- Den Sirup bei starker Hitze sprudelnd kochen lassen, bis er leicht dicklich wird. Über die Aprikosen gießen und alles abkühlen lassen.
- Für die Himbeersauce die Beeren durch ein feines Haarsieb streichen. Puderzucker darüber sieben und unterrühren. Je 4 Aprikosenhälften mit etwas Sirup beträufeln und mit Himbeersauce servieren.

Zabaione

1 Portion enthält:
738,3 Kilojoule
175,8 Kilokalorien
6,0 g Eiweiß
9,3 g Fett
11,9 g Kohlenhydrate
0,9 g Ballaststoffe

Zutaten für 4 Portionen:
6 Eier, 2 EL Vollrohrzucker, 75 ml Marsala, 50 g Himbeeren, 8 weiße Weintrauben (eventuell halbiert und entkernt), Zitronenmelisse

Zubereitungszeit: etwa 20 Minuten

- 5 Eier trennen. Das Eiweiß anderweitig verwenden. Die Eigelbe mit dem ganzen Ei und dem Vollrohrzucker über dem heißen Wasserbad mit dem elektrischen Handrührgerät zu einer hellen Masse schaumig schlagen.
- Marsala in einem dünnen Strahl zugeben und weiterschlagen, bis eine dickflüssige Creme entsteht.
- Die Zabaione in vier Dessertgläser verteilen. Himbeeren durch ein Sieb streichen. Je $^1/_4$ des Pürees auf die Zabaione träufeln und mit einer Gabel spiralförmig unterziehen. Die Creme mit Weintrauben und Zitronenmelisse garnieren.

Zitronen-Granita

1 Portion enthält:
781,1 Kilojoule
186,0 Kilokalorien
0,2 g Eiweiß
0,2 g Fett
44,0 g Kohlenhydrate
0,1 g Ballaststoffe

Zutaten für 4 Portionen:
150 g Vollrohrzucker, 150 ml Zitronensaft

Zubereitungszeit: etwa 20 Minuten (+ 3 Stunden Gefrierzeit)

- 300 ml Wasser mit dem Vollrohrzucker bei kleiner Hitze zum Kochen bringen. Dabei rühren, bis sich der Vollrohrzucker vollständig aufgelöst hat. Den Sirup unter ständigem Rühren fünf Minuten sprudelnd kochen lassen.
- Den Zuckersirup vom Herd nehmen und auf Zimmertemperatur abkühlen lassen. Den Zitronensaft unterrühren. Die Mischung in eine frostsichere Schüssel füllen und in das Gefriergerät stellen.
- Nach 30 Minuten die Granita aus dem Gefriergerät nehmen und mit dem elektrischen Quirl kräftig durchrühren. Wieder 30 Minuten tief gefrieren und erneut durchquirlen. Das Eis weitere zwei Stunden gefrieren, dabei noch viermal durchmixen.

BLUTGRUPPE A

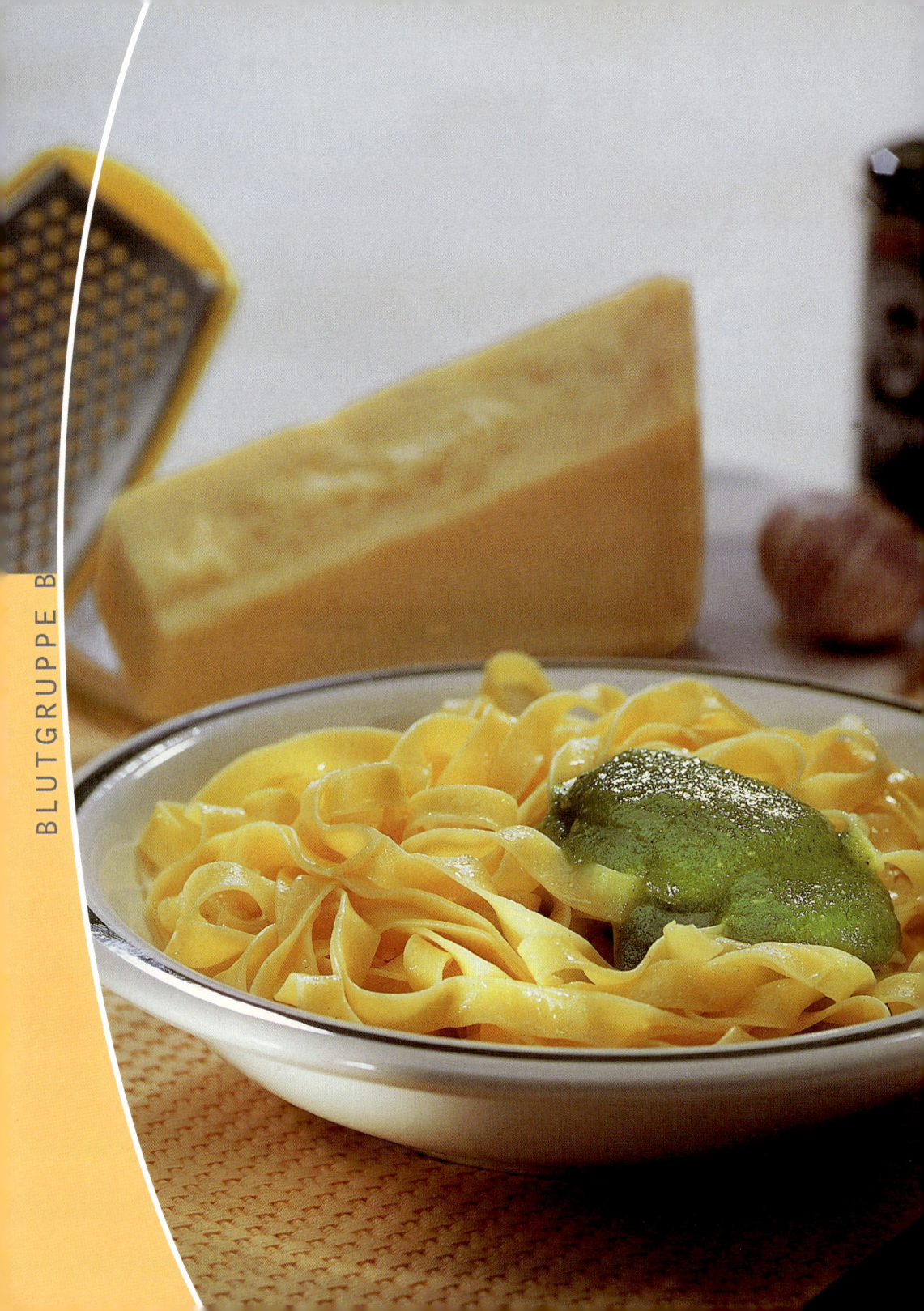

Rezepte für
Blutgruppe B

Der Bluttyp B hat ein besonders robustes Verdauungssystem. Er verträgt viele Nahrungsmittel sehr gut und kann daher beim Kochen aus einem abwechslungsreichen Angebot wählen.

Rezept auf Seite 63

Vorspeisen

Auberginen mit Joghurt-Minze-Sauce

1 Portion enthält:

1287,0 Kilojoule
306,4 Kilokalorien
4,7 g Eiweiß
28,9 g Fett
7,1 g Kohlenhydrate
3,0 g Ballaststoffe

Zutaten für 4 Portionen:

2–3 Auberginen, Meersalz, 1 Zweig Minze,
4 Knoblauchzehen, 400 g Joghurt,
100 ml Olivenöl

Zubereitungszeit: etwa 40 Minuten

- Auberginen waschen, den Stiel abschneiden und die Früchte der Länge nach in Scheiben schneiden. Die Scheiben salzen und 15 Minuten beiseite stellen.
- Minzeblättchen abzupfen und die Hälfte fein hacken. Knoblauchzehen abziehen und zum Joghurt pressen. Die gehackten Minzeblättchen zugeben und alles durchrühren. Mit Meersalz abschmecken und mit den restlichen Minzeblättchen garnieren.
- Die Auberginenscheiben mit Küchenkrepp trockentupfen und im Öl ausbacken. Auf Küchenkrepp abtropfen lassen. Die gebratenen Auberginen auf einem Teller anrichten und mit der Joghurt-Minze-Sauce servieren.

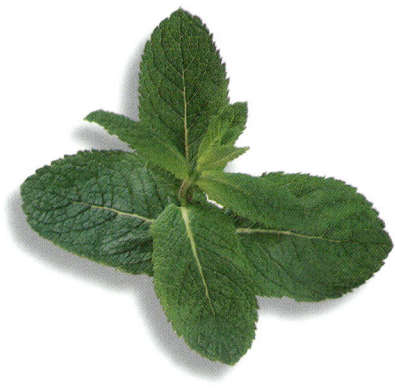

Champignons in Öl

1 Portion enthält:
1596,2 Kilojoule
380,1 Kilokalorien
5,3 g Eiweiß
37,9 g Fett
4,0 g Kohlenhydrate
3,8 g Ballaststoffe

Zutaten für 4 Portionen:

750 g kleine Champignons, 2 Knoblauchzehen, 150 ml Olivenöl, 40 ml trockener Weißwein, Saft von 2 Zitronen, 1 TL Honig, Pimentkörner, Meersalz, 2 Lorbeerblätter, $1/_2$ Bund Thymian, Piment

Zubereitungszeit: etwa 60 Minuten

▪ Champignons mit einem Küchenhandtuch abreiben. Sehr große Pilze halbieren. Knoblauch abziehen.

▪ $2/_3$ des Öls mit 40 ml Wasser, Weißwein und Zitronensaft in einen Topf geben. Knoblauch, Honig, Pimentkörner, 1 Prise Meersalz, Lorbeerblätter und Thymian zufügen. Bei kleiner Flamme fünf Minuten köcheln lassen. Champignons zugeben und fünf Minuten garen, gelegentlich umrühren.

▪ Pilze herausheben und in eine Schüssel geben. Den Sud bei starker Hitze auf die Hälfte einreduzieren. Lorbeer, Thymian und Knoblauchzehen herausfischen. Sud abschmecken und eventuell mit Meersalz und Piment nachwürzen.

▪ Den Sud über die Champignons geben und erkalten lassen. Kurz vor dem Servieren das restliche Olivenöl über die Pilze gießen.

BLUTGRUPPE B

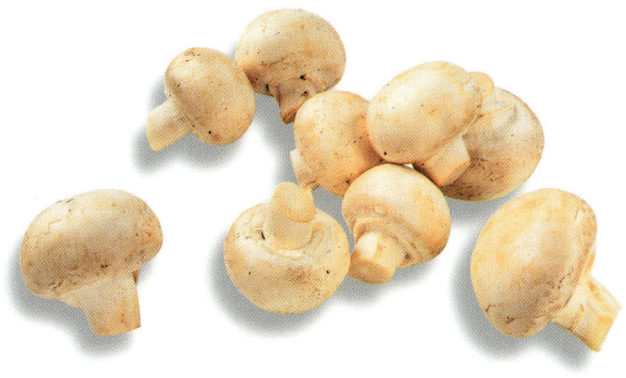

Möhrensalat

1 Portion enthält:
850,9 Kilojoule
202,6 Kilokalorien
1,3 g Eiweiß
18,9 g Fett
7,0 g Kohlenhydrate
3,8 g Ballaststoffe

Zutaten für 4 Portionen:

400 g Möhren, 4 Knoblauchzehen, 1 Bund Petersilie, $1/4$ Chilischote, 2 Zitronen, Meersalz, 2 TL Paprikapulver (edelsüß), $1/2$ TL gemahlener Kreuzkümmel, 5 EL Olivenöl

Zubereitungszeit: etwa 20 Minuten

- Die Möhren schälen und mit dem Sparschäler der Länge nach in dünne Scheiben schneiden. Knoblauch abziehen, Petersilie waschen, trockenschütteln und fein hacken. Chili putzen und fein hacken, Zitronen auspressen.
- Möhrenscheiben in Salzwasser ein bis zwei Minuten bissfest garen. Vom Herd nehmen und die Möhren abgießen.
- Die Knoblauchzehen, die Hälfte der Petersilie und die Chilistücke mit Paprikapulver, Kreuzkümmel und $1/2$ Teelöffel Meersalz im Mörser zu einer Paste verarbeiten.
- Das Öl erhitzen. Die Knoblauchpaste und etwas Wasser zugeben und das Ganze einmal aufkochen; die Mischung vom Herd nehmen und etwas abkühlen lassen.
- Möhrenscheiben mit der warmen Gewürzmischung und dem Zitronensaft vermischen und mit der restlichen Petersilie bestreuen.

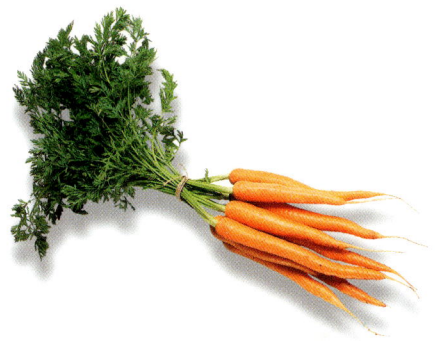

Gefüllte Spitzpaprika

1 Portion enthält:
2100,8 Kilojoule
500,2 Kilokalorien
19,4 g Eiweiß
45,1 g Fett
4,7 g Kohlenhydrate
3,6 g Ballaststoffe

Zutaten für 4 Portionen:
16 Spitzpaprika (ca. 400 g), 300 g Feta (aus Schafskäse), 200 g Frischkäse (Doppelrahmstufe), Meersalz, Piment, Zitronensaft, 4 EL Olivenöl

Zubereitungszeit: etwa 15 Minuten

- Spitzpaprika waschen, Stiel abschneiden und die Kerne mit einem kleinen spitzen Messer herauslösen, ohne die Paprika zu verletzen.
- Feta und Frischkäse durch ein Sieb streichen, mit Meersalz, Piment und etwas Zitronensaft abschmecken.
- Die Käsemasse in einen Spritzbeutel mit kleiner Tülle füllen und jeweils etwa 2 bis 3 Esslöffel davon in die Paprika spritzen.
- Jeweils vier Paprika auf einem Teller anrichten und mit dem Olivenöl beträufeln.

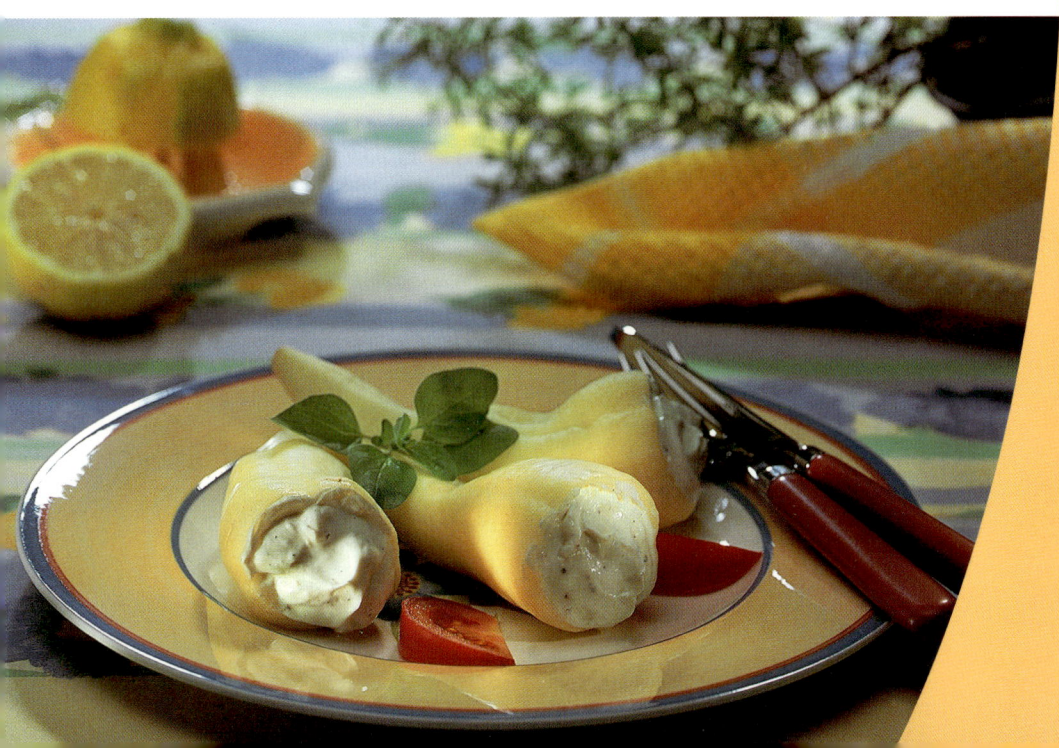

BLUTGRUPPE B

BLUTGRUPPE B

Hauptgerichte

Gnocchi mit Salbeibutter

1 Portion enthält:
1980,9 Kilojoule
471,7 Kilokalorien
9,4 g Eiweiß
30,2 g Fett
40,3 g Kohlenhydrate
4,2 g Ballaststoffe

Zutaten für 4 Portionen:
500 g mehlig kochende Kartoffeln, Meersalz, 125 g Mehl, 125 g Butter, Piment, Muskat, $^1/_2$ Bund Salbei, 50 g geriebener Pecorino

Zubereitungszeit: etwa 40 Minuten

- Kartoffeln schälen und in Würfel schneiden. In Salzwasser 10 bis 15 Minuten gar kochen. Abgießen und noch heiß durchpressen.
- Die zerdrückten Kartoffeln mit Mehl, 2 Esslöffel Butter und den Gewürzen zu einem geschmeidigen Teig verkneten und zu daumendicken Rollen formen. In 2 cm lange Stücke teilen und jedes Stück mit den Zinken einer Gabel leicht flach drücken.
- Den Salbei waschen, trockenschütteln und fein hacken. Die restliche Butter in einer Pfanne schmelzen; sie darf dabei nicht bräunen. Salbei zugeben und in der Butter ziehen lassen.
- Die Gnocchi in reichlich kochendem Salzwasser zwei bis drei Minuten ziehen lassen. Wenn sie oben schwimmen, abgießen und in der Salbeibutter schwenken. Mit Pecorino bestreut servieren.

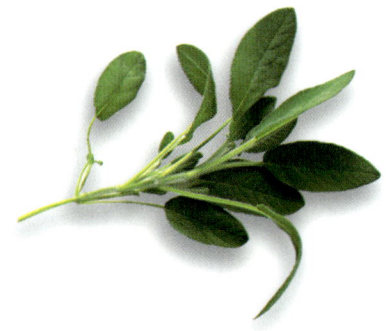

Tagliatelle mit Pesto

1 Portion enthält:
3292,3 Kilojoule
783,9 Kilokalorien
22,2 g Eiweiß
37,5 g Fett
89,0 g Kohlenhydrate
8,4 g Ballaststoffe

Zutaten für 4 Portionen:

50 g Mandeln, 1 Bund Basilikum, 2 Knoblauchzehen, 50 g geriebener Parmesan, 100 ml Olivenöl, Meersalz, Piment, 500 g Tagliatelle (Bandnudeln aus Hartweizengrieß)

Zubereitungszeit: etwa 30 Minuten, Foto Seite 56/57

■ Mandeln mit kochendem Wasser übergießen, kurz einweichen lassen und die braune Haut mit den Fingern ablösen.

■ Basilikum waschen, trockenschütteln und die Blättchen abzupfen. Knoblauch abziehen.

■ Basilikum, Knoblauch, Mandeln und Parmesan im Mixer fein pürieren oder im Mörser zerstoßen. Olivenöl unterrühren. Mit Meersalz und Piment abschmecken.

■ Tagliatelle nach Packungsanleitung in reichlich kochendem Salzwasser »al dente« garen. Mit dem Pesto servieren.

Tipp

Das Pesto lässt sich gut auf Vorrat zubereiten: Sie können es – mit Öl bedeckt – in einem Schraubglas zwei bis drei Wochen im Kühlschrank aufbewahren.

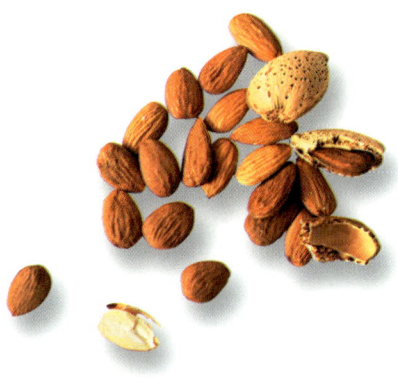

BLUTGRUPPE B

Paprika mit Reis

1 Portion enthält:
2441,7 Kilojoule
581,4 Kilokalorien
8,7 g Eiweiß
33,9 g Fett
60,2 g Kohlenhydrate
8,1 g Ballaststoffe

Zutaten für 4 Portionen:

4 große Paprika (Farbe nach Wahl), 2 Zwiebeln, 2 Knoblauchzehen, 100 ml Olivenöl, 250 g Reis, 50 g Walnüsse, 4 Zweige Thymian, Meersalz, Piment

Zubereitungszeit: etwa 85 Minuten

■ Paprika waschen und den oberen Teil wie einen Deckel abschneiden. Den Stiel nicht entfernen. Kerne und weiße Innenstege aus der Frucht herauskratzen. Zwiebeln und Knoblauch abziehen und fein würfeln.

■ 2 Esslöffel Olivenöl in einem Topf erhitzen und die Zwiebelwürfel darin anschwitzen. Den Reis, den Knoblauch und $1/2$ l Wasser zugeben. Alles etwa zehn Minuten köcheln lassen. Den Reis in ein Sieb schütten und abtropfen lassen.

■ In der Zwischenzeit die Walnüsse hacken und ohne Fett in einer Pfanne anrösten. In einer Schüssel die Walnüsse mit den abgezupften Thymianblättchen und dem Reis vermischen. Alles mit Meersalz und Piment abschmecken.

■ Den Reis in die Paprika füllen, den Deckel aufsetzen und die Paprika in eine feuerfeste Form stellen. So viel Wasser in die Form geben, bis der Boden einen Zentimeter hoch bedeckt ist. Das restliche Öl über die Paprika träufeln.

■ Die Paprika im vorgeheizten Backofen (175 °C) etwa eine Stunde garen. Die gefüllten Paprika von Zeit zu Zeit begießen, eventuell neues Wasser zugeben.

Tipp

Menschen mit Blutgruppe B vertragen Paprika besonders gut. Die Farbe spielt dabei zwar keine Rolle, Sie sollten jedoch der roten Paprika immer den Vorzug geben, denn sie enthält mehr Vitamine als gelbe und grüne.

BLUTGRUPPE B

Risotto mit Radicchio

1 Portion enthält:
2554,0 Kilojoule
608,1 Kilokalorien
15,1 g Eiweiß
23,4 g Fett
74,9 g Kohlenhydrate
3,2 g Ballaststoffe

Zutaten für 4 Portionen:

1 Zwiebel, 1 kleiner Radicchio, 3 EL Olivenöl, 350 g Risottoreis, $^1/_4$ l Rotwein,
1 l Gemüsebrühe, Meersalz, Piment,
50 g geriebener Parmesan, 2 EL Butter

Zubereitungszeit: etwa 30 Minuten

■ Zwiebel abziehen und sehr fein hacken. Radicchio putzen, waschen
und in dünne Streifen schneiden.

■ Das Öl erhitzen und die Zwiebeln darin anschwitzen, aber nicht bräunen lassen. Reis zugeben und mit den Zwiebeln vermischen. Mit Rotwein ablöschen.

■ Wenn die Flüssigkeit beinahe verdampft ist, Hitze reduzieren und
nach und nach die Brühe zugeben.

■ Sobald der Reis »al dente« ist (nach etwa 20 Minuten), mit Meersalz und Piment abschmecken. Radicchio, Parmesan und Butter untermischen und das Risotto sofort servieren.

BLUTGRUPPE B

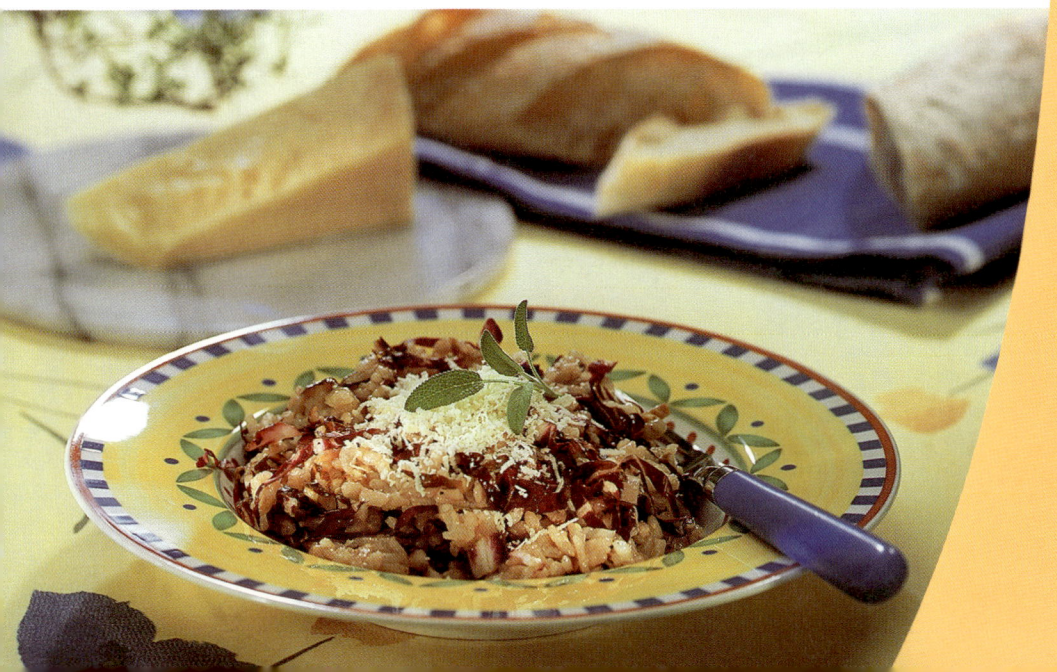

Lammragout

1 Portion enthält:
3813,2 Kilojoule
907,9 Kilokalorien
72,9 g Eiweiß
51,9 g Fett
28,2 g Kohlenhydrate
6,9 g Ballaststoffe

Zutaten für 4 Portionen:

1 kg Lammschulter (in Würfel geschnitten), Meersalz, Piment, je $1/4$ Bund Rosmarin und Thymian, $1/8$ ml Olivenöl, 2 Zwiebeln, 3 Knoblauchzehen, 2 rote Paprika, 500 g Kartoffeln, $1/4$ l Rotwein, $1/4$ l Brühe

Zubereitungszeit: etwa 100 Minuten (+ 3 Stunden Marinierzeit)

■ Das Fleisch in eine Schüssel geben. Mit Meersalz und Piment würzen. Rosmarinnadeln und Thymianblättchen von den Stängeln zupfen und zum Fleisch geben. Olivenöl angießen und alles mit den Händen kräftig durchmischen. Mindestens drei Stunden ziehen lassen.

■ Zwiebel und Knoblauch abziehen und würfeln. Paprika waschen und halbieren, von Stielansatz, Kernchen und weißen Innenstegen befreien. Das Fruchtfleisch erst in breite Streifen, dann in Würfel schneiden. Kartoffeln schälen und grob würfeln.

■ Fleischwürfel aus der Marinade heben. Die Marinade in einem großen Topf erhitzen und das Fleisch darin von allen Seiten kräftig anbraten. Zwiebel und Knoblauch zugeben und kurz mitbraten. Mit Rotwein und Brühe ablöschen.

■ Paprika und 1 Prise Meersalz zugeben, Deckel aufsetzen, die Hitze reduzieren und alles 90 Minuten leise köcheln lassen. Eventuell nochmals etwas Rotwein oder Brühe nachgießen. 30 Minuten vor Ende der Garzeit die Kartoffeln zum Fleisch geben. Den Eintopf vor dem Servieren ein letztes Mal mit Meersalz und Piment abschmecken.

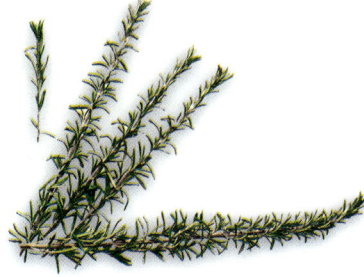

Vitello tonnato

1 Portion enthält:
3584,1 Kilojoule
853,4 Kilokalorien
50,5 g Eiweiß
61,4 g Fett
3,8 g Kohlenhydrate
1,3 g Ballaststoffe

Zutaten für 4 Portionen:
1 Bund Suppengrün, Meersalz, $^1/_2$ l trockener Weißwein, 600 g mageres Kalbfleisch (Kalbsnuss), 100 g Thunfisch im eigenen Saft (aus der Dose), $1^1/_2$ unbehandelte Zitronen, 2 Eigelbe, 200 ml Olivenöl, Piment, 12 große Kapernäpfel (ersatzweise 3 EL Kapern)

Zubereitungszeit: etwa 120 Minuten

- Suppengrün in etwa 1 l Salzwasser geben, Wein aufgießen und aufkochen. Temperatur reduzieren und das Fleisch bei kleinster Flamme etwa 45 Minuten ziehen lassen. Das Wasser darf nicht mehr kochen. Topf vom Herd nehmen und das Fleisch im Topf abkühlen lassen.
- Für die Sauce den Thunfisch mit dem Saft von $^1/_2$ Zitrone und den Eigelben im Mixer pürieren. Nach und nach das Olivenöl und etwa 4 Esslöffel Fleischbrühe zugeben. Die Sauce sollte die Konsistenz von Sahne annehmen. Eventuell mehr Brühe einrühren. Mit Meersalz und Piment abschmecken.
- Das Kalbfleisch in dünne Scheiben schneiden. Mit Kapernäpfeln, Sauce und Zitronenscheiben auf Tellern anrichten.

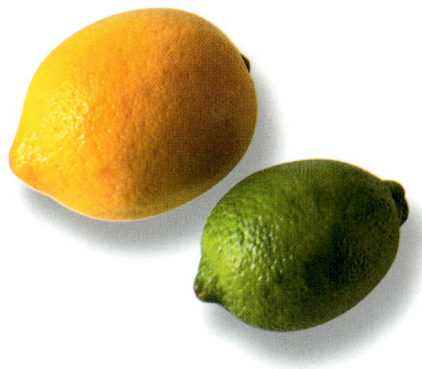

Stockfischpüree

1 Portion enthält:
4406,0 Kilojoule
1049,1 Kilokalorien
115,7 g Eiweiß
59,7 g Fett
12,0 g Kohlenhydrate
1,6 g Ballaststoffe

Zutaten für 4 Portionen:
600 g Stockfisch, 250 g Kartoffeln, Meersalz, 220 ml Olivenöl, 1 Knoblauchzehe, 100 ml Milch, 3 EL Zitronensaft, 1 Bund Petersilie

Zubereitungszeit: etwa 70 Minuten (+ 24 Stunden Marinierzeit)

- Den Stockfisch in Stücke schneiden und 24 Stunden in reichlich Wasser wässern. Wasser mehrmals wechseln.
- Die Fischstücke in reichlich Wasser zum Kochen bringen. Hitze reduzieren und den Stockfisch 15 Minuten leise kochen lassen. Fisch abtropfen und abkühlen lassen. Haut und Gräten entfernen. Fischfleisch dabei mit den Fingern zerzupfen.
- Die Kartoffeln schälen. Eine Hälfte in Stücke, die andere in 1 cm große Würfel schneiden. Die Kartoffelstücke in Salzwasser sehr weich garen, Würfel in Wasser geben und beiseite stellen.
- 100 ml Öl in einem Topf erhitzen. Fisch zufügen und bei geringer Hitze unter ständigem Rühren vollständig zerfallen lassen. Knoblauch abziehen und zum Fisch pressen.
- Wenn aus dem Fischfleisch eine dicke Paste geworden ist, nach und nach nochmals 100 ml Öl und die Milch zugeben. Gekochte Kartoffeln zur Masse geben und weiter rühren. Das Püree ist fertig, wenn es eine luftig-cremige Konsistenz hat und alle Flüssigkeit gleichmäßig vom Fisch aufgenommen wurde. Ganz zum Schluss den Zitronensaft gut untermischen.
- Die Kartoffelwürfel in Salzwasser drei Minuten blanchieren. Das restliche Öl in einer beschichteten Pfanne erhitzen und die Kartoffelwürfel darin kross anbraten.
- Das Stockfischpüree in eine Schüssel füllen und mit Kartoffelwürfeln und gehackter Petersilie bestreuen.

Schwertfischpfanne

1 Portion enthält:
1243,3 Kilojoule
296,0 Kilokalorien
30,2 g Eiweiß
8,6 g Fett
23,2 g Kohlenhydrate
4,2 g Ballaststoffe

Zutaten für 4 Portionen:

600 g mehlig kochende Kartoffeln,
1 Gemüsezwiebel, 1 Knoblauchzehe,
1 Bund Petersilie, 500 g Schwertfischkoteletts (je etwa $2^1/_2$ cm dick), Meersalz,
Piment, 2 EL Olivenöl

Zubereitungszeit: etwa 70 Minuten

- Kartoffeln schälen und in dünne Scheiben schneiden. Zwiebel und Knoblauch abziehen. Zwiebel in feine Ringe und Knoblauch in kleine Würfel schneiden; mit den Kartoffeln mischen.
- Petersilie waschen und trockenschütteln. Fischkoteletts von beiden Seiten mit Meersalz und Piment würzen.
- Eine feuerfeste Auflaufform mit 1 Esslöffel Öl auspinseln. Die Hälfte der Kartoffeln darin verteilen. Mit Meersalz und Piment würzen.
- Fischkoteletts darauf legen, mit abgezupften Petersilieblättchen bestreuen und mit den restlichen Kartoffeln bedecken. Nochmals kräftig mit Meersalz und Piment würzen und das restliche Öl auf die Kartoffelscheiben träufeln.
- Den Auflauf im vorgeheizten Backofen (180 °C) 40 bis 50 Minuten garen. Falls die Kartoffeln zu braun werden, mit Alufolie bedecken.

BLUTGRUPPE B

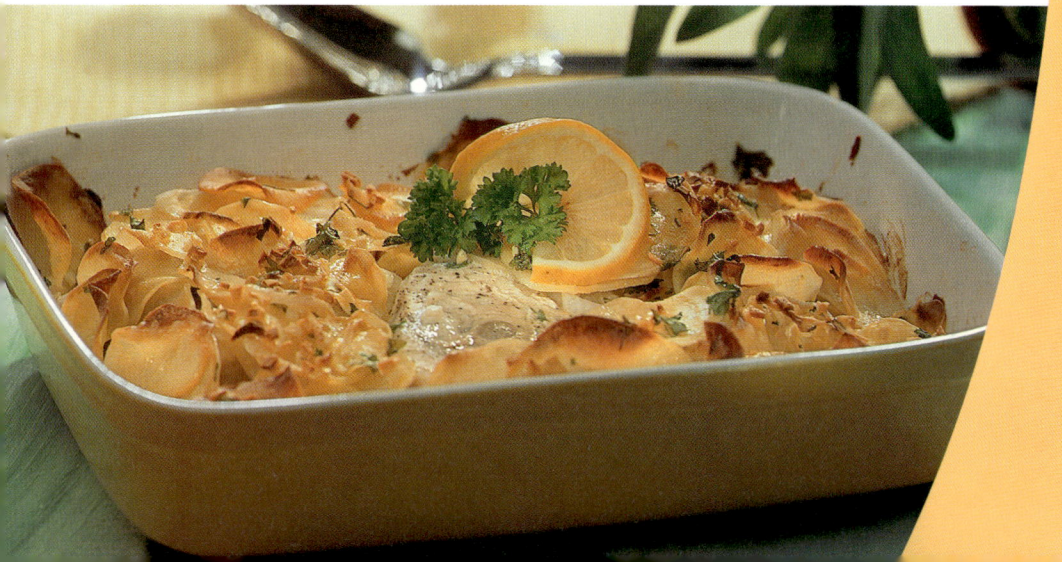

Nachspeisen

Orangensalat

1 Portion enthält:
360,5 Kilojoule
85,8 Kilokalorien
1,5 g Eiweiß
0,3 g Fett
17,5 g Kohlenhydrate
3,3 g Ballaststoffe

Zutaten für 4 Portionen:
4 große Orangen, $^1/_2$ TL Rosenwasser,
1 EL Puderzucker, 1 Msp. Nelkenpulver,
Minzezweige

Zubereitungszeit: etwa 20 Minuten (+ 1 Stunde Marinierzeit)

- Mit einem scharfen Messer die Schale und die weiße Innenhaut der Orangen entfernen. Mit der Messerspitze jeweils rechts und links der Trennhäutchen einstechen und die Fruchtfilets herauslösen.
- Die Filets blütenförmig auf einem großen Teller anordnen und mit Rosenwasser beträufeln. Mit Klarsichtfolie bedecken und eine Stunde im Kühlschrank ziehen lassen.
- Puderzucker und Nelkenpulver vermischen und die Orangenfilets vor dem Servieren damit bestäuben. Mit Minzezweigen dekorieren.

Joghurt mit Honig

1 Portion enthält:
966,0 Kilojoule
230,2 Kilokalorien
6,4 g Eiweiß
12,0 g Fett
23,5 g Kohlenhydrate
2,5 g Ballaststoffe

Zutaten für 4 Portionen:
100 g Weintrauben, 400 g griechischer
Joghurt, 4 EL Mandelblättchen,
4 EL Honig

Zubereitungszeit: etwa 10 Minuten

- Weintrauben waschen, abtropfen und halbieren. Falls nötig, mit einem spitzen Messer die Kerne herauslösen.
- Den Joghurt mit dem Schneebesen durchschlagen und auf vier Schälchen verteilen. Die Mandelblättchen ohne Fett in einer Pfanne anrösten.
- Die Weintrauben und den Honig über den Joghurt geben. Zum Schluss alles mit Mandelblättchen bestreuen.

Spanische Milchcreme

1 Portion enthält:
1143,1 Kilojoule
272,2 Kilokalorien
11,9 g Eiweiß
11,8 g Fett
29,3 g Kohlenhydrate
0,1 g Ballaststoffe

Zutaten für 4 Portionen:
4 Eier, $1/2$ l Milch, $1/2$ Vanilleschote,
65 g Vollrohrzucker, Zimt, 4 Löffelbiskuits

Zubereitungszeit: etwa 30 Minuten

- 1 Ei trennen. Milch mit dem ausgekratzten Mark der Vanilleschote zum Kochen bringen. Vom Herd nehmen.
- Mit dem elektrischen Handrührgerät die 3 ganzen Eier sowie das einzelne Eigelb (das Eiweiß anderweitig verwenden) mit dem Vollrohrzucker schaumig schlagen, bis die Masse sehr blass und leicht dicklich ist.
- Unter stetem Rühren die heiße Milch in einem dünnen Strahl in die Eiermasse gießen. Die Masse in den Milchtopf geben und vorsichtig erhitzen. Dabei immer weiterrühren, bis die Creme leicht andickt (zur Rose abziehen). Die Creme darf dabei auf keinen Fall kochen, da das Ei sonst gerinnt.
- Die heiße Creme in Dessertschälchen füllen und abkühlen lassen. Vor dem Servieren mit Zimt überstäuben und je 1 Löffelbiskuit in die Creme stecken.

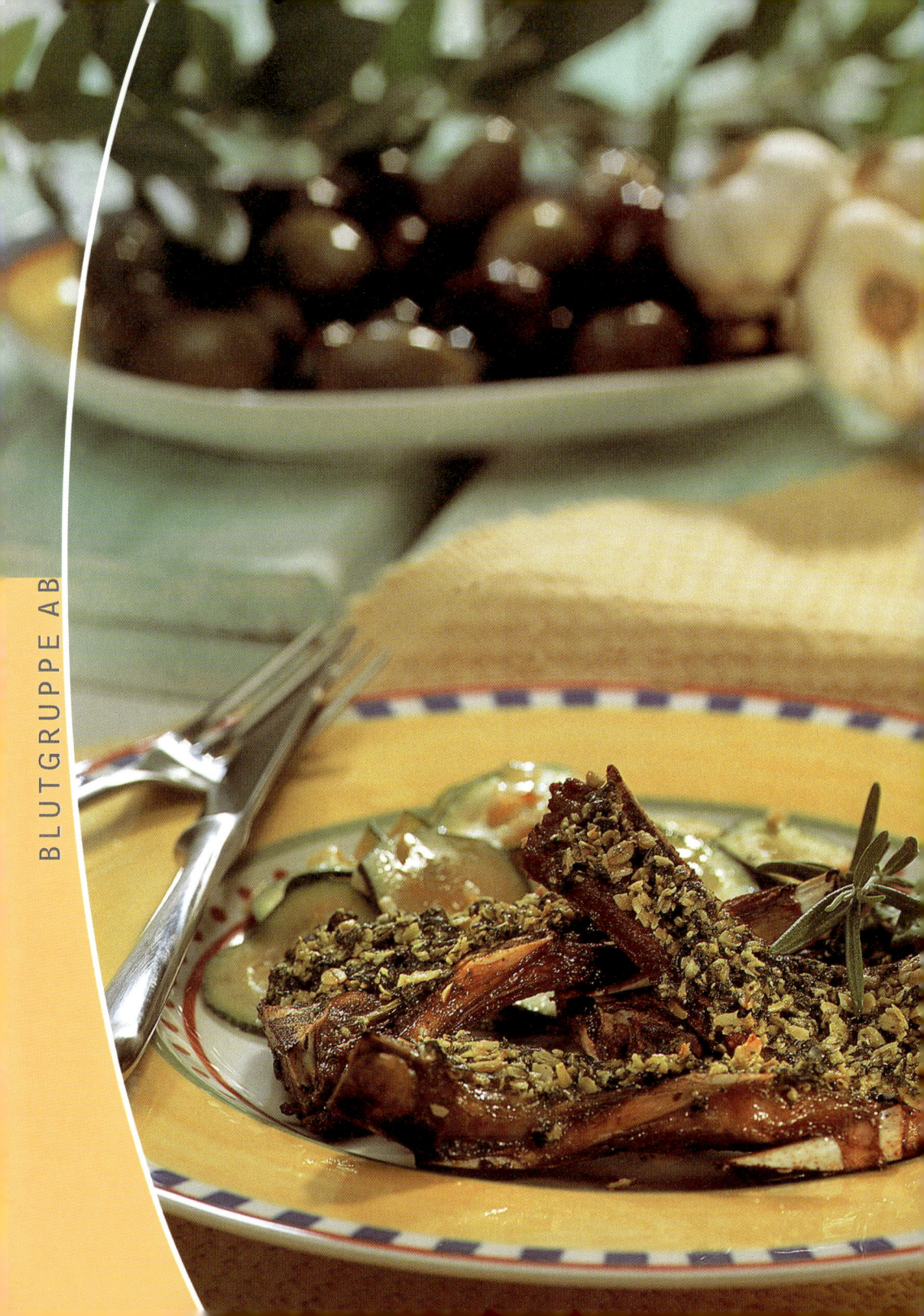

Rezepte für Blutgruppe AB

Menschen mit Blutgruppe AB haben einen empfindlichen Verdauungsapparat. Sie sollten daher kaum Fleisch, dafür viel Gemüse und Seefisch essen. So bleiben sie gesund und fit.

Rezept auf Seite 78

Vorspeisen

Griechische Gemüsesuppe

1 Portion enthält:
1245,5 Kilojoule
296,6 Kilokalorien
12,9 g Eiweiß
16,9 g Fett
22,5 g Kohlenhydrate
9,7 g Ballaststoffe

Zutaten für 4 Portionen:

1 Zwiebel, 1 Knoblauchzehe, 125 g Wirsingkohl, 3 Möhren, 2 Kartoffeln, 2 Stangen Staudensellerie, 50 ml Olivenöl, 1,5 l Gemüsebrühe, 2 Tomaten, $1/2$ Bund Petersilie, Meersalz, Piment, 50 g Feta (aus Schafsmilch)

Zubereitungszeit: etwa 50 Minuten

■ Zwiebel und Knoblauch abziehen und fein hacken. Wirsing putzen, waschen und in feine Streifen schneiden. Möhren und Kartoffeln schälen, waschen und in kleine Würfel schneiden. Selleriestangen putzen, waschen und grob hacken.

■ Olivenöl in einem Topf erhitzen und Zwiebeln und Knoblauch darin anschwitzen. Wenn die Zwiebeln glasig sind, Kohl und Möhren zufügen. Alles fünf Minuten dünsten.

■ Kartoffeln und Sellerie zugeben und alles nochmals fünf Minuten dünsten. Gemüsebrühe aufgießen und die Suppe aufkochen. Hitze reduzieren und die Gemüsesuppe 15 Minuten simmern lassen.

■ In der Zwischenzeit die Tomaten einschneiden, mit kochendem Wasser überbrühen und häuten. Die Früchte halbieren, entkernen und von den Stielansätzen befreien. Das Fruchtfleisch würfeln. Petersilie waschen, trockenschütteln und fein hacken.

■ Tomatenwürfel zur Suppe geben. Mit Meersalz und Piment abschmecken und nochmals aufkochen lassen. Die Suppe auf Teller verteilen und mit Petersilie und zerbröckeltem Feta bestreuen.

Tomatensuppe mit Knoblauch

1 Portion enthält:
1087,8 Kilojoule
259,0 Kilokalorien
8,9 g Eiweiß
13,0 g Fett
26,0 g Kohlenhydrate
5,2 g Ballaststoffe

Zutaten für 4 Portionen:
2 große Zwiebeln, 4 Knoblauchzehen, 500 g Tomaten, 3 EL Olivenöl, 1 l Gemüsebrühe, 1 Bund Suppengrün, Cayennepfeffer, Meersalz, Piment, 4 Scheiben Weißbrot (oder 8 Scheiben Baguette)

Zubereitungszeit: etwa 50 Minuten

- Zwiebeln und Knoblauch abziehen und fein hacken. Tomaten einritzen, mit kochendem Wasser überbrühen und häuten. Stielansatz und Kerne entfernen, das Fruchtfleisch fein hacken.
- Das Olivenöl in einem Topf erhitzen, Zwiebeln und Knoblauch darin anschwitzen. Tomaten zugeben und alles fünf Minuten kochen.
- Gemüsebrühe aufgießen, Suppengrün zugeben und die Suppe 30 Minuten köcheln lassen. Mit Cayennepfeffer, Meersalz und Piment abschmecken.
- Das Brot im Toaster rösten und zur Suppe reichen.

BLUTGRUPPE AB

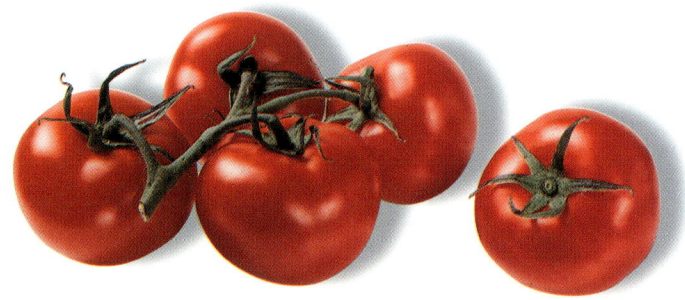

Schafskäse mit Kräutern

1 Portion enthält:
1600,8 Kilojoule
381,2 Kilokalorien
8,0 g Eiweiß
38,5 g Fett
1,8 g Kohlenhydrate
2,0 g Ballaststoffe

Zutaten für 4 Portionen:
$^1/_2$ Bund Schnittlauch, $^1/_2$ Bund Petersilie, 150 g Tomaten, 4 Frühlingszwiebeln, 150 g Feta (aus Schafsmilch), 150 g Butter, 1 Msp. gemahlene Fenchelsamen, je $^1/_2$ TL Paprikapulver und Kümmel, Meersalz, Piment

Zubereitungszeit: etwa 15 Minuten

- Schnittlauch waschen und in Röllchen schneiden. Petersilie waschen, trockenschütteln und fein hacken. Tomaten waschen und in Scheiben schneiden. Frühlingszwiebeln putzen, waschen, abtropfen lassen und in Ringe schneiden.
- Feta durch ein Sieb streichen und mit der weichen Butter verrühren. Wenn die Masse schön cremig ist, Schnittlauchröllchen, Petersilie, Frühlingszwiebeln und die Gewürze zugeben. Alles unterrühren und die Käsecreme mit Meersalz und Piment abschmecken.
- Tomatenscheiben mit der Käsecreme auf einem Teller anrichten und mit Brotscheiben servieren.

Bruschetta mit Champignons

1 Portion enthält:
1585,5 Kilojoule
377,5 Kilokalorien
12,9 g Eiweiß
13,0 g Fett
51,4 g Kohlenhydrate
14,7 g Ballaststoffe

Zutaten für 4 Portionen:
4 Tomaten, 500 g Champignons, 3 EL Olivenöl, Meersalz, Piment, 1 Vollkornbaguette, 2 Knoblauchzehen, $^1/_2$ Bund Thymian

Zubereitungszeit: etwa 20 Minuten

- Tomaten waschen, Stielansatz herausschneiden und die Haut kreuzweise einritzen. Die Früchte mit kochendem Wasser überbrühen, häuten, halbieren und entkernen. Fruchtfleisch fein würfeln.
- Champignons mit einem sauberen Küchentuch abreiben und in dünne Scheiben schneiden. 1 Esslöffel Olivenöl in einer beschichteten Pfanne erhitzen und die Pilze darin braten, bis alle Flüssigkeit verdampft ist. Mit Meersalz und Piment abschmecken.
- Währenddessen das Baguette in etwa 16 Scheiben schneiden und im vorgeheizten Backofen (200 °C) von beiden Seiten zwei bis drei Minuten goldbraun rösten.
- Knoblauch abziehen und die knusprigen Brotscheiben damit einreiben. Mit dem restlichen Öl beträufeln.
- Tomatenwürfelchen und abgezupfte Thymianblättchen zu den warmen Pilzen geben und untermischen. Die Masse auf den gerösteten Broten verteilen.

BLUTGRUPPE AB

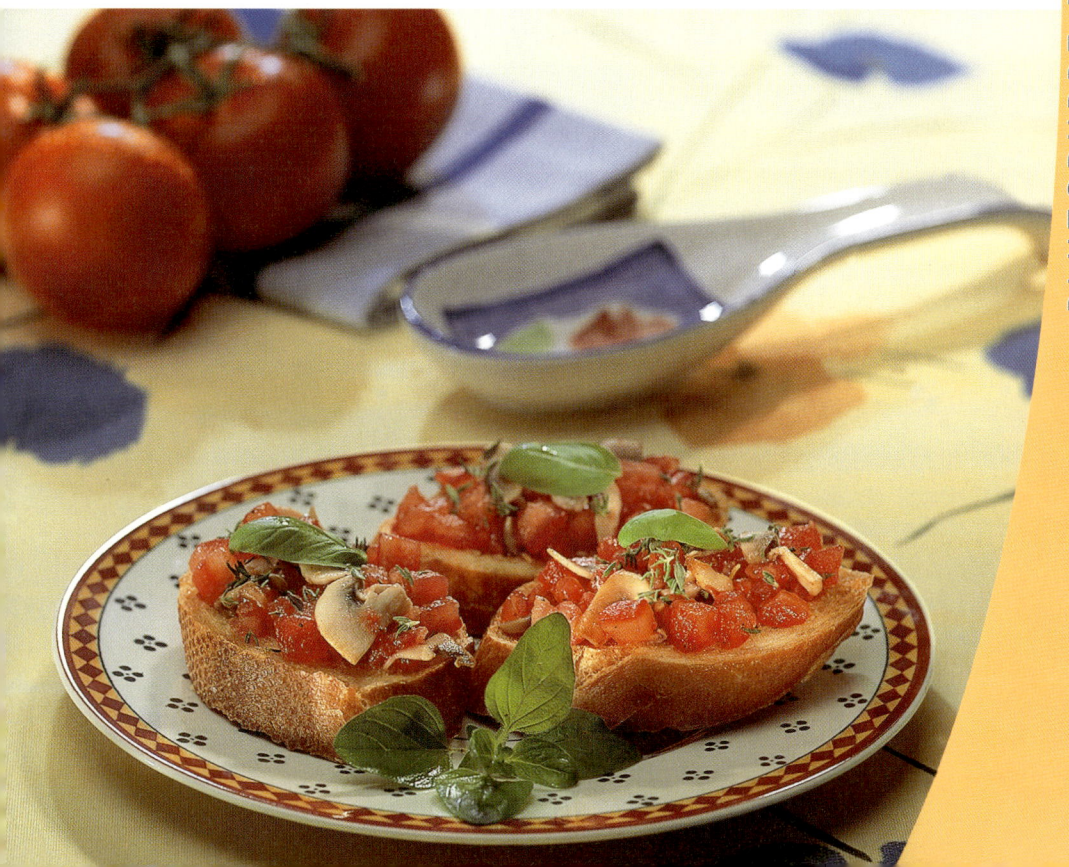

Hauptgerichte

Kräuterlammkoteletts

1 Portion enthält:
3830,0 Kilojoule
911,9 Kilokalorien
78,7 g Eiweiß
62,5 g Fett
9,2 g Kohlenhydrate
3,4 g Ballaststoffe

Zutaten für 4 Portionen:

800 g Zucchini, 1 Gemüsezwiebel, 1 Knoblauchzehe, 2 Zweige Rosmarin, je $^1/_2$ Bund Thymian und Majoran, 2 EL Haferflocken, 2 EL Olivenöl, Meersalz, Piment, 8 Lammkoteletts

Zubereitungszeit: etwa 40 Minuten, Foto Seite 72/73

- Zucchini putzen, waschen und in dünne Scheiben schneiden. Zwiebel und Knoblauch abziehen und fein hacken.
- Kräuter abzupfen und fein hacken. Mit den Haferflocken und 1 Esslöffel Olivenöl verrühren und mit Meersalz und Piment würzen.
- Restliches Öl in einer beschichteten Pfanne erhitzen und die Lammkoteletts von jeder Seite etwa drei Minuten darin braten. In Alufolie wickeln und warm stellen.
- Zwiebel und Knoblauch in die Pfanne geben und im Bratfett anschwitzen. Zucchini zugeben und alles etwa fünf Minuten weich dünsten. Das Gemüse in die Form schichten und die Lammkoteletts darauf legen. Die Kräutermasse auf dem Fleisch verteilen.
- Im vorgeheizten Backofen (250 °C) etwa fünf Minuten überbacken, bis die Kräuterkruste leicht bräunt.

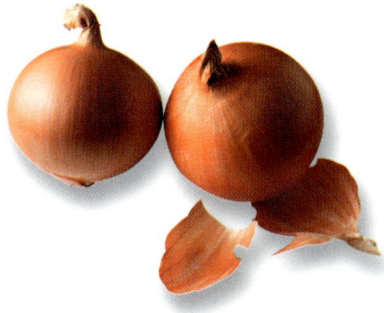

Siskebab

1 Portion enthält:
2500,2 Kilojoule
595,3 Kilokalorien
70,8 g Eiweiß
28,6 g Fett
12,6 g Kohlenhydrate
4,3 g Ballaststoffe

Zutaten für 4 Portionen:

1 kg Lammfleisch, 4 Zwiebeln,
2 Knoblauchzehen, 3 EL Zitronensaft,
3 EL Joghurt, 4 Zweige Thymian, Meersalz, Piment, 1 TL Paprikapulver (edelsüß),
2 Tomaten, 1 rote Paprika, 2 EL Olivenöl

Zubereitungszeit: etwa 45 Minuten (+ 2 Stunden Marinierzeit)

- Das Lammfleisch in $2^1/_2$ cm große Würfel schneiden. Die Hälfte der Zwiebeln sowie den Knoblauch abziehen und fein würfeln.
- Zitronensaft mit Joghurt, Zwiebelwürfeln, Knoblauch und abgezupften Thymianblättchen mischen. Mit Meersalz, Piment und Paprikapulver abschmecken.
- Die Fleischwürfel in die Joghurtmarinade geben. Alles gut vermischen, mit Frischhaltefolie abdecken und für 2 Stunden in den Kühlschrank stellen.
- Die restlichen Zwiebeln abziehen und achteln. Tomaten waschen und in Achtel schneiden. Paprika waschen, halbieren, von Stielansatz, Kernen und weißen Innenstegen befreien. Fruchtfleisch in grobe Stücke schneiden.
- Fleischstücke aus der Marinade nehmen und mit Küchenkrepp abtupfen. Abwechselnd Fleisch-, Zwiebel-, Tomaten- und Paprikastücke auf Schaschlikspieße stecken.
- Das Olivenöl erhitzen und die Fleischspieße darin von allen Seiten etwa fünf Minuten goldbraun braten. Warm stellen und die restliche Spieße braten.

Tipp

Servieren Sie zum Siskebab einen frischen grünen Salat mit einem feinem Joghurtdressing.

BLUTGRUPPE AB

Moussaka

1 Portion enthält:
2896,4 Kilojoule
689,6 Kilokalorien
43,5 g Eiweiß
50,0 g Fett
16,8 g Kohlenhydrate
5,8 g Ballaststoffe

Zutaten für 4 Portionen:
3 Auberginen, Meersalz, 5 EL Olivenöl,
400 g Tomaten, 1 Zwiebel, 2 Knoblauchzehen, $^1/_2$ Bund Petersilie, 400 g Lamm-
hackfleisch, 100 g Feta (aus Schafsmilch),
Piment, 4 EL Butter, 4 EL Mehl,
$^1/_2$–$^3/_4$ l Gemüsebrühe, 3 Eier, Muskat,
Olivenöl für die Form

Zubereitungszeit: etwa 120 Minuten

■ Die Auberginen putzen, waschen und in Scheiben schneiden. 15 Minuten in kaltem Salzwasser ziehen lassen. Dann abgießen und mit
Küchenkrepp trockentupfen.

■ Die Auberginenscheiben in einer beschichteten Pfanne portionsweise
in insgesamt 4 Esslöffel Öl goldbraun braten. Die gebratenen Auberginen auf Küchenkrepp abtropfen lassen.

■ Tomaten einritzen, mit kochendem Wasser überbrühen und häuten.
Die Früchte halbieren, Kerne und Stielansätze entfernen und das
Fruchtfleisch grob hacken. Zwiebel und Knoblauch abziehen und fein
hacken. Petersilie waschen, trockenschütteln und grob hacken.

■ Das restliche Öl erhitzen und die Zwiebeln und den Knoblauch darin
anschwitzen. Das Hackfleisch zugeben und krümelig braten. Tomaten und Petersilie zum Fleisch geben und einkochen lassen. Die Hälfte des zerbröckelten Feta zufügen, mit Meersalz und Piment würzen.

■ Die Butter in einem Topf erhitzen und das Mehl einrühren, sodass ein
dicker Brei entsteht. Nach und nach unter Rühren die Brühe zugeben,
die Sauce muss eine dickflüssige Konsistenz haben. Aufkochen lassen
und vom Herd nehmen. Unter Rühren die Eier und den restlichen
Käse zufügen. Mit Meersalz, Piment und Muskat abschmecken.

■ Eine feuerfeste Form mit Öl auspinseln und die Hälfte der Auberginen hinein schichten. Die Hackfleischmasse darüber geben und mit
den restlichen Auberginen bedecken. Die Sauce darüber geben.

■ Die Moussaka im vorgeheizten Backofen (190 °C) 45 Minuten
backen. Falls sie zu dunkel wird, mit Aluminiumfolie abdecken. Aus
dem Ofen nehmen, zehn Minuten ruhen lassen und aufschneiden.

Miesmuscheln in Currysauce

1 Portion enthält:
1174,5 Kilojoule
279,7 Kilokalorien
13,2 g Eiweiß
17,5 g Fett
6,6 g Kohlenhydrate
0,7 g Ballaststoffe

Zutaten für 4 Portionen:
1 Zwiebel, 1 Bund Petersilie, 75 g Butter,
1 TL Pimentkörner, 2 Lorbeerblätter,
$1/_4$ l Weißwein, 2 kg frische Miesmuscheln
(geputzt), 1 TL Curry, Zitronensaft

Zubereitungszeit: etwa 30 Minuten

- Zwiebel abziehen und grob würfeln. Petersilie waschen und trocken-schütteln (das Bund nicht auflösen).
- Zwiebelwürfel in 50 g Butter anschwitzen. Petersilienbund, Piment, Lorbeerblätter und den Wein zugeben und alles einmal aufkochen.
- Bereits offene Miesmuscheln aussortieren. Die restlichen Muscheln im Wein fünf bis zehn Minuten garen. Dabei hin und wieder mit einem Kochlöffel umrühren oder am Topf rütteln.
- Wenn sich die Muscheln geöffnet haben, mit einer Schaumkelle in eine vorgewärmte Schüssel heben. Dabei alle Muscheln aussortie-ren, die sich nicht geöffnet haben. Warm stellen.
- Muschelsud durch ein Sieb in einen kleinen Kochtopf gießen, Curry zugeben und die Flüssigkeit um mindestens die Hälfte reduzieren.
- Topf von der Herdplatte nehmen, die restliche Butter in Flöckchen einrühren und die Sauce nach Belieben mit Zitronensaft ab-schmecken. Zu den Muscheln servieren.

BLUTGRUPPE AB

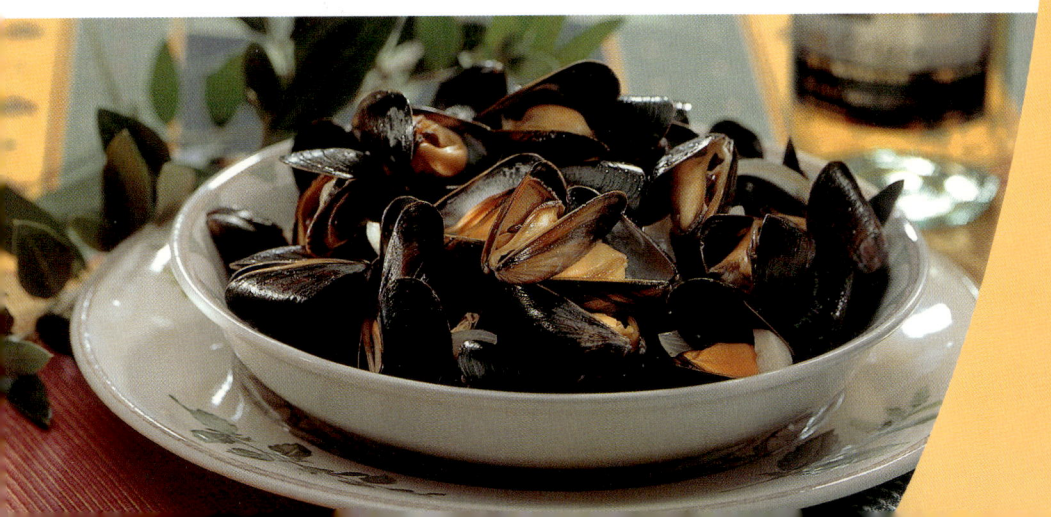

Zitronenreis

1 Portion enthält:
2455,7 Kilojoule
584,7 Kilokalorien
21,0 g Eiweiß
24,2 g Fett
70,0 g Kohlenhydrate
1,2 g Ballaststoffe

Zutaten für 4 Portionen:
Meersalz, 350 g Risottoreis, 4 Eier,
Piment, 100 g geriebener Pecorino,
3–4 EL Zitronensaft, 3 EL Butter

Zubereitungszeit: etwa 35 Minuten

■ In einem Topf 5 l Wasser mit 1 Prise Meersalz aufkochen lassen. Den Reis in das kochende Wasser geben und alles noch etwa 30 Sekunden weiter sprudeln lassen. Die Hitze reduzieren und den Reis auf kleiner Flamme etwa 20 Minuten bissfest garen. In einem Sieb gründlich abtropfen lassen. Dabei einen Deckel auf das Sieb setzen, damit der Reis nicht zu stark abkühlt.

■ Die Eier in einer Schüssel aufschlagen, mit Meersalz und Piment würzen und etwa 30 Sekunden kräftig mit einer Gabel verquirlen. Pecorino und Zitronensaft unterrühren.

■ In einer großen Pfanne die Butter zerlassen. Den abgetropften Reis zugeben und bei kleiner Hitze heiß werden lassen. Die Eier-Käse-Mischung darunter ziehen und alles unter ständigem Rühren etwa vier Minuten braten. Sofort servieren.

Tipp

Sie können den Zitronenreis abwandeln, indem Sie zusätzlich zur Eier-Käse-Mischung 100 g gekochte Erbsen und 100 g geräucherte Putenbrust in Streifen zum Reis geben.

BLUTGRUPPE AB

Goldbrasse »Spanische Art«

1 Portion enthält:
1673,8 Kilojoule
398,5 Kilokalorien
66,6 g Eiweiß
10,2 g Fett
8,9 g Kohlenhydrate
3,5 g Ballaststoffe

Zutaten für 4 Portionen:
2 Tomaten, 1 kleiner Zucchino, 2 Zwiebeln,
3 Knoblauchzehen, $^1/_2$ Bund Petersilie,
1 gelbe Paprika, 2 EL Olivenöl, Meersalz,
Piment, 2 mittelgroße Goldbrassen,
2 Lorbeerblätter, 2 EL Zitronensaft

Zubereitungszeit: etwa 60 Minuten

■ Tomaten waschen und in Scheiben schneiden. Zucchino putzen, waschen und in Scheiben schneiden. Eine Zwiebel abziehen und ebenfalls in Scheiben schneiden

■ Die zweite Zwiebel und die Knoblauchzehen abziehen und hacken. Petersilie waschen, trockenschütteln und fein hacken. Paprika waschen, halbieren und von Kernen, weißen Innenstegen und Stielansatz befreien. Fruchtfleisch grob hacken.

■ Eine feuerfeste Form mit Olivenöl auspinseln. Den Boden mit Tomaten-, Zucchini- und Zwiebelscheiben auslegen und mit Meersalz und Piment würzen. Die gesäuberten Fische innen salzen, mit Piment würzen, mit der Hälfte der Petersilie sowie je 1 Lorbeerblatt füllen und in die Form legen.

■ Gehackte Zwiebel, Knoblauch, restliche Petersilie, Paprika und Zitronensaft mischen. Kräftig mit Meersalz würzen und über die Fische geben.

■ Die Goldbrassen im vorgeheizten Backofen (200 °C) etwa 40 Minuten backen.

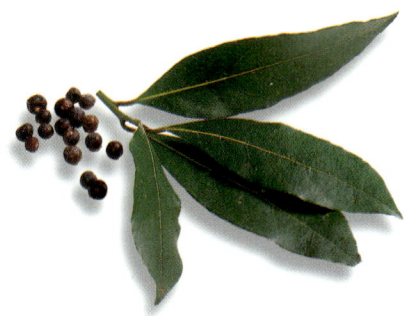

Schwertfisch mit Kartoffeln

1 Portion enthält:
1390,9 Kilojoule
331,2 Kilokalorien
34,4 g Eiweiß
8,9 g Fett
26,7 g Kohlenhydrate
5,3 g Ballaststoffe

Zutaten für 4 Portionen:

600 g Kartoffeln, 2 Zwiebeln, 2 Knoblauchzehen, 3 Tomaten, 4 Schwertfischkoteletts
(je etwa $2^1/_2$ cm dick), 2 EL Olivenöl,
1 TL Paprikapulver, 1 Lorbeerblatt, Meersalz, Piment

Zubereitungszeit: etwa 30 Minuten

■ Kartoffeln schälen und grob würfeln. Zwiebeln und Knoblauchzehen
abziehen und fein hacken. Tomaten einritzen, mit kochendem Wasser
überbrühen und häuten. Das Fruchtfleisch fein hacken. Den Schwertfisch auslösen und das Fleisch in Stücke schneiden.

■ Das Olivenöl erhitzen, Zwiebel- und Knoblauchwürfel darin anbraten. Tomaten, Paprikapulver und das Lorbeerblatt zufügen. Das
Ganze zu einer dicken Sauce einkochen, mit Meersalz und Piment
abschmecken.

■ Die Kartoffelwürfel in Salzwasser bissfest kochen. Abgießen und mit
den Schwertfischstücken zur Tomatensauce geben. Etwa fünf Minuten auf kleiner Flamme leise köcheln lassen, bis die Fischstücke gar
sind. Mit Meersalz und Piment abschmecken.

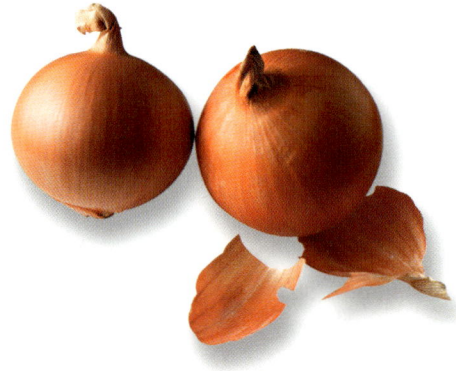

Gratinierter Seeteufel

1 Portion enthält:
2158,7 Kilojoule
514,0 Kilokalorien
41,1 g Eiweiß
31,5 g Fett
10,1 g Kohlenhydrate
3,0 g Ballaststoffe

Zutaten für 4 Portionen:
2 Zwiebeln, 250 g Champignons, 1 kg Seeteufel (in Scheiben), Meersalz, Piment,
1 Bund Petersilie, 125 g Butter, 50 g Semmelbrösel, 150 ml Weißwein, Olivenöl für
die Form

Zubereitungszeit: etwa 35 Minuten

▪ Zwiebeln abziehen und sehr klein würfeln. Champignons mit einem
sauberen Küchentuch abreiben und in feine Scheiben schneiden. Bei-
des miteinander vermengen.

▪ Auflaufform mit Öl auspinseln und die Hälfte der Zwiebel-Pilz-Mi-
schung hineingeben. Seeteufelscheiben von beiden Seiten mit Meersalz und Piment würzen und auf das Gemüse legen.

▪ Petersilie waschen und trockenschütteln. Die Blättchen abzupfen
und fein hacken. Mit Butter und Semmelbrösel vermischen.

▪ Die restliche Zwiebelmischung gleichmäßig auf dem Fisch verteilen.
Die Petersilienbutter in Flöckchen darauf setzen. Etwa zwei Drittel
des Weins angießen. Den Auflauf im vorgeheizten Backofen (230 °C)
etwa 20 Minuten backen. Während der Garzeit eventuell noch Wein
nachgießen. Wenn die Oberfläche knusprig braun ist, aus dem Ofen
nehmen und sofort servieren.

BLUTGRUPPE AB

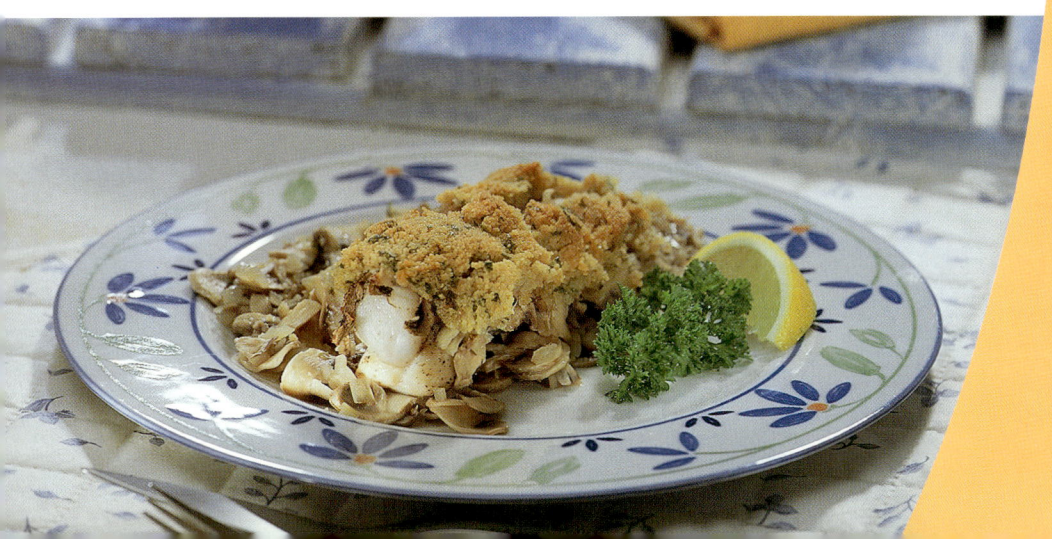

Nachspeisen

Melonensalat mit Minze

1 Portion enthält:
465,6 Kilojoule
110,9 Kilokalorien
1,8 g Eiweiß
0,6 g Fett
24,0 g Kohlenhydrate
1,5 g Ballaststoffe

Zutaten für 4 Portionen:
1 reife Honigmelone, 1 großer weißer Pfirsich, 1 Zweig Minze

Zubereitungszeit: etwa 25 Minuten

- Melone halbieren und die Kerne mit einem Teelöffel herauskratzen. Das Fruchtfleisch mit dem Kugelausstecher herauslösen und in eine Schüssel geben.
- Den Pfirsich vierteln (dabei entsteinen), schälen und in kleine Stücke schneiden. Pfirsich mit Melone vermengen. Minzeblättchen abzupfen, fein hacken und zum Obst geben. Alles 15 Minuten ziehen lassen.

Maronencreme

1 Portion enthält:
1448,6 Kilojoule
344,9 Kilokalorien
2,9 g Eiweiß
9,5 g Fett
61,3 g Kohlenhydrate
6,7 g Ballaststoffe

Zutaten für 4 Portionen:
400 g Esskastanien, 100 ml Magermilch, 125 g Puderzucker, Meersalz

Zubereitungszeit: etwa 80 Minuten

- Die Kastanien auf der gewölbten Seite kreuzweise einschneiden und auf ein Backblech legen. Wasser auf das Blech gießen (etwa 1 Zentimeter hoch) und die Kastanien im vorgeheizten Backofen (150 °C) etwa 15 Minuten garen. Von Zeit zu Zeit wenden.
- Die Kastanien etwas abkühlen lassen. Schale und braune Haut entfernen. Die geschälten Kastanien in einen Topf geben, mit Wasser bedecken und 45 Minuten bei mittlerer Hitze in Wasser kochen.
- Die Kastanien abgießen und mit 2 bis 3 Esslöffel Milch, dem Puderzucker und 1 Prise Meersalz im Mixer pürieren.
- Die Maronencreme auf vier Schälchen verteilen und mit der restlichen Milch beträufeln.

Kirschauflauf

1 Portion enthält:
1859,1 Kilojoule
442,7 Kilokalorien
12,8 g Eiweiß
19,7 g Fett
51,8 g Kohlenhydrate
1,2 g Ballaststoffe

Zutaten für 4 Portionen:
400 g Sauerkirschen (aus dem Glas),
$1/2$ Vanilleschote, 6 EL Vollrohrzucker,
4 Eier, 3 EL Mehl, 400 ml Magermilch,
4 EL Butter

Zubereitungszeit: etwa 40 Minuten

- Die Kirschen abtropfen lassen. Den Saft auffangen und anderweitig verwenden. Die Vanilleschote mit einem spitzen Messer auskratzen und das Mark mit 4 Esslöffel Vollrohrzucker mischen.
- Die Eier mit dem aromatisierten Zucker zu einer schaumigen Masse schlagen. Unter ständigem Rühren nach und nach das Mehl und die Milch zufügen.
- Eine feuerfeste Form mit 1 Esslöffel Butter ausstreichen und die Kirschen hineingeben. Die Eiermasse darüber geben und den Auflauf im vorgeheizten Backofen (200 °C) etwa 30 Minuten backen. Etwa zur Hälfte der Backzeit die restliche Butter in Flöckchen aufsetzen und den verbliebenen Zucker aufstreuen.

BLUTGRUPPE AB

Nahrungsmitteltabelle

Die vorliegende Nahrungsmitteltabelle, die auf die Forschungsergebnisse von Peter D'Adamo zurückgeht, soll Ihnen helfen, sich gesund und vor allem ausgewogen zu ernähren. Sie können auf eine Blick erkennen, welche Lebensmittel ideal oder schädlich sind. Lassen Sie sich aber nicht dazu hinreißen, nur ideale Produkte zu essen! Dies kann zu einer Mangelernährung führen. Kombinieren Sie ideale Lebensmittel daher häufig mit Nahrungsmitteln, die als gute Ergänzung gekennzeichnet sind (»neutrale« Lebensmittel).

Zeichenerklärung: ○ = ideal, – = gute Ergänzung, ● = vermeiden

O	A	B	AB	Fisch und Meeresfrüchte
–	●	●	●	Aal
–	●	●	●	Austern
–	●	○	●	Flunder
○	○	○	–	Flussbarsch
–	●	●	●	Flusskrebse
–	●	●	●	Garnelen
○	–	○	○	Hecht
○	●	○	●	Heilbutt
○	●	○	–	Hering (frisch)
●	●	○	●	Hering (mariniert)
–	●	●	●	Hummer
–	●	–	–	Jakobsmuscheln
○	○	○	○	Kabeljau
–	○	–	–	Karpfen
●	●	○	○	Kaviar
–	●	●	●	Krabben
○	○	○	○	Lachs, roh
–	○	○	○	Lachsforelle
○	○	○	○	Makrele
–	●	●	○	Miesmuscheln
●	●	●	●	Räucherlachs
○	○	○	○	Regenbogenforelle

O	A	B	AB	
○	○	○	○	Renke (Felchen)
–	–	○	○	Rotbarsch
–	○	○	○	Roter Schnapper (Red Snapper)
–	●	●	●	Sardellen (Anchovis)
○	○	○	○	Sardine
–	●	○	●	Schellfisch
○	–	○	○	Schwertfisch
○	●	○	○	Seehecht
–	●	○	–	Seelachs
–	○	○	○	Seeteufel (Lotte)
○	●	○	○	Seezunge
–	–	–	○	Thunfisch, weißer
–	●	–	●	Tintenfisch (Calamar)
●	●	●	●	Tintenfisch (Krake)
●	●	●	●	Venusmuscheln
●	●	–	–	Wels (Waller)
●	–	●	●	Wolfsbarsch (Loup de mer)
–	–	○	○	Zackenbarsch

Fleisch, Geflügel und Eier

0	A	B	AB	
–	–	○	–	Eier
–	●	●	●	Ente
●	●	●	●	Frühstücksspeck
●	●	●	●	Gans
–	●	○	○	Hase
○	●	●	●	Herz
○	●	●	●	Hirsch
–	–	●	●	Huhn
○	●	–	●	Kalb
–	●	○	○	Kaninchen
○	●	○	○	Lamm
○	●	○	–	Leber
–	–	–	○	Pute/Truthahn
○	●	○	●	Reh
○	●	–	●	Rind
●	●	●	●	Schinken
●	●	●	●	Schwein
–	●	●	●	Wachteln

Milch und Milchprodukte

0	A	B	AB	
●	●	–	●	Brie
●	●	–	●	Buttermilch
●	●	–	●	Camembert
●	●	–	–	Cheddar
●	●	–	–	Edamer
●	●	●	●	Edelpilzkäse
●	●	–	–	Emmentaler
–	–	○	○	Feta
●	●	–	–	Frischkäse
●	●	–	–	Frischkäse (Doppelrahmstufe)
●	●	–	–	Gouda
●	●	–	–	Gruyère (Greyerzer)
●	●	○	○	Hüttenkäse
●	–	○	○	Joghurt
●	–	○	○	Kefir
●	●	○	–	Magermilch
●	●	–	–	Molke
–	–	○	○	Mozzarella
●	●	–	–	Münster
●	●	–	–	Neufchatel
●	●	–	●	Parmesan
–	–	○	○	Pecorino
●	●	–	●	Provolone
●	–	○	○	Ricotta
–	–	○	○	Schafskäse
●	–	●	●	Schmelzkäse
●	●	●	●	Speiseeis
●	●	–	●	Vollmilch
–	–	○	○	Ziegenfrischkäse
–	–	○	○	Ziegenkäse
●	–	○	○	Ziegenmilch

Getreide und Getreideprodukte

0	A	B	AB	
–	○	●	–	Amaranth
–	–	–	○	Basmatireis
–	–	●	●	Buchweizenmehl
●	–	●	–	Bulgur
●	–	●	●	Cornflakes
●	–	●	–	Couscous
–	–	–	–	Dinkelbrot
–	–	–	–	Dinkelmehl

NAHRUNGSMITTELTABELLE

Getreide und Getreideprodukte

0	A	B	AB	
−	○	○	○	Essener Brot (aus gekeimtem Weizen)
−	−	●	−	Gerstenmehl
●	−	−	−	Grahambrot
●	−	○	○	Haferflocken
●	−	○	○	Haferkleie
●	−	○	○	Hafermehl
●	●	−	−	Hartweizenmehl
−	−	○	○	Hirsebrot
−	−	●	○	Knäckebrot
●	−	●	●	Maismehl
●	−	●	●	Maisstärke
●	●	●	○	Mehrkornbrot
−	−	−	○	Naturreis
●	●	−	−	Nudeln (aus Hartweizengrieß)
●	●	−	−	Pumpernickel
−	−	−	○	Reis, weißer

0	A	B	AB	
−	−	●	○	Reis, wilder
−	○	○	○	Reismehl
−	○	○	○	Reiswaffeln
−	−	●	○	Roggenbrot
−	○	●	○	Roggenmehl
●	●	●	−	Vollkornweizenmehl
●	●	●	−	Weizenflocken
●	●	●	−	Weizenkeime
●	●	●	−	Weizenkleie
●	−	−	−	Weizenmehl (Type 405)
●	−	●	○	Weizenmehl mit Keimlingen
●	●	●	−	Weizenschrot
●	●	●	−	Weizenvollkornbrot

Gemüse

0	A	B	AB	
○	○	●	●	Artischocken
●	●	○	○	Auberginen
−	○	−	−	Austernpilze
●	−	●	●	Avocados
●	−	○	○	Blumenkohl
○	○	○	○	Brokkoli
−	−	−	−	Brunnenkresse
●	●	−	−	Champignons
○	○	−	−	Chicorée
−	●	○	●	Chilischoten
●	●	○	−	Chinakohl
−	−	−	−	Eisbergsalat
○	−	−	−	Endiviensalat
−	−	−	●	Feldsalat

0	A	B	AB	
−	−	−	−	Fenchel
−	−	−	−	Frühlingszwiebeln
○	○	○	○	Grünkohl
−	−	−	○	Gurken
●	●	−	−	Kartoffeln
○	○	−	−	Knoblauch
○	○	−	−	Kohlrabi
−	−	−	−	Kopfsalat
○	○	●	−	Kürbis
○	○	−	−	Lauch
○	○	−	○	Löwenzahn
●	−	●	●	Mais
○	○	−	−	Mangold
○	○	○	○	Meerrettich

Gemüse

0	A	B	AB	
●	–	–	●	Mixed Pickles (süß und sauer)
–	○	○	–	Möhren
–	–	●	–	Oliven, grüne
●	●	●	●	Oliven, schwarze
–	●	○	○	Paprika (gelb und grün)
○	●	○	○	Paprika (rot)
–	–	–	–	Radicchio
–	–	●	●	Radieschen
–	–	●	●	Rettich
○	○	–	–	Römischer Salat
●	–	○	–	Rosenkohl
–	–	○	○	Rote Bete

0	A	B	AB	
●	●	○	○	Rotkohl
–	–	●	–	Rucola
–	–	–	–	Schalotten
–	–	–	○	Sellerie
–	–	–	–	Spargel
○	○	–	–	Spinat
–	–	–	○	Staudensellerie
○	●	○	○	Süßkartoffeln (Bataten)
–	●	●	–	Tomaten
●	●	○	–	Weißkohl
–	–	–	–	Zucchini (gelb oder grün)
○	○	–	–	Zwiebeln

Hülsenfrüchte

0	A	B	AB	
○	○	●	●	Augenbohnen
●	○	●	○	Berglinsen
–	–	–	–	Bohnen, dicke
–	○	–	–	Bohnen, grüne
–	○	●	–	Bohnen, schwarze
–	–	–	–	Bohnen, weiße
–	–	–	–	Erbsen, grüne
–	–	–	–	Keniabohnen
–	●	●	●	Kichererbsen

0	A	B	AB	
●	●	○	●	Kidney-Bohnen
–	●	○	●	Limabohnen
●	○	●	–	Linsen, grüne (z. B. Puy-Linse)
●	○	●	–	Linsen, rote
–	○	–	–	Palbohnen
–	–	–	–	Prinzessbohnen
–	○	–	–	Spargelbohnen
–	–	–	–	Zuckererbsen

Kräuter

0	A	B	AB	
–	–	–	–	Basilikum
–	–	–	–	Bohnenkraut
–	–	–	–	Dill
–	–	–	–	Estragon
–	–	–	–	Lorbeerblatt
–	–	–	–	Majoran

0	A	B	AB	
○	–	○	○	Petersilie
–	–	–	–	Pfefferminze
–	–	–	–	Rosmarin
–	–	–	–	Salbei
–	–	–	–	Schnittlauch
–	–	–	–	Thymian

Obst

0	A	B	AB	
–	○	○	○	Ananas
–	–	–	–	Äpfel
–	○	–	–	Aprikosen
–	●	○	●	Bananen
–	–	–	–	Birnen
–	○	–	–	Blaubeeren
●	○	–	–	Brombeeren
–	–	–	–	Datteln
●	–	–	–	Erdbeeren
○	○	–	○	Feigen (frisch und getrocknet)
–	–	●	●	Granatäpfel
–	○	–	○	Grapefruits
–	–	●	●	Guaven
–	–	–	–	Himbeeren
–	–	–	–	Holunderbeeren
●	●	–	–	Honigmelonen
–	–	–	–	Johannisbeeren (schwarz und rot)
–	●	–	–	Kantalupmelonen
–	–	●	●	Karambolen (Sternfrucht)

0	A	B	AB	
–	○	–	○	Kirschen
–	–	–	○	Kiwis
–	–	–	–	Limetten
●	–	–	–	Litschis (Lychees)
●	●	–	–	Mandarinen
–	●	–	●	Mangos
–	–	–	–	Nektarinen
●	●	–	●	Orangen
–	●	○	–	Papayas
–	–	–	–	Pfirsiche
○	○	○	○	Pflaumen
○	○	–	○	Pflaumen (getrocknet)
–	○	○	○	Preiselbeeren
–	●	●	●	Rhabarber
–	○	–	–	Rosinen
–	–	–	○	Stachelbeeren
–	–	–	–	Wassermelonen
–	–	○	○	Weintrauben
–	○	–	○	Zitronen
○	○	○	○	Zwetschgen

Nüsse und Samen

0	A	B	AB	
●	●	●	–	Cashewnüsse
●	○	●	○	Erdnussbutter
●	○	●	○	Erdnüsse
–	–	●	●	Haselnüsse
●	●	●	●	Kokosnüsse
○	○	●	●	Kürbiskerne
–	–	–	–	Macadamianüsse
–	–	–	–	Mandelmus
–	–	–	–	Mandeln
●	–	●	●	Mohnsamen

0	A	B	AB	
●	●	–	–	Paranüsse
–	–	–	–	Pekannüsse
–	–	●	–	Pinienkerne
●	●	●	–	Pistazien
–	–	●	●	Sesampaste (Tahini)
–	–	●	●	Sesamsamen
–	–	●	●	Sonnenblumenkerne
○	–	–	○	Walnüsse

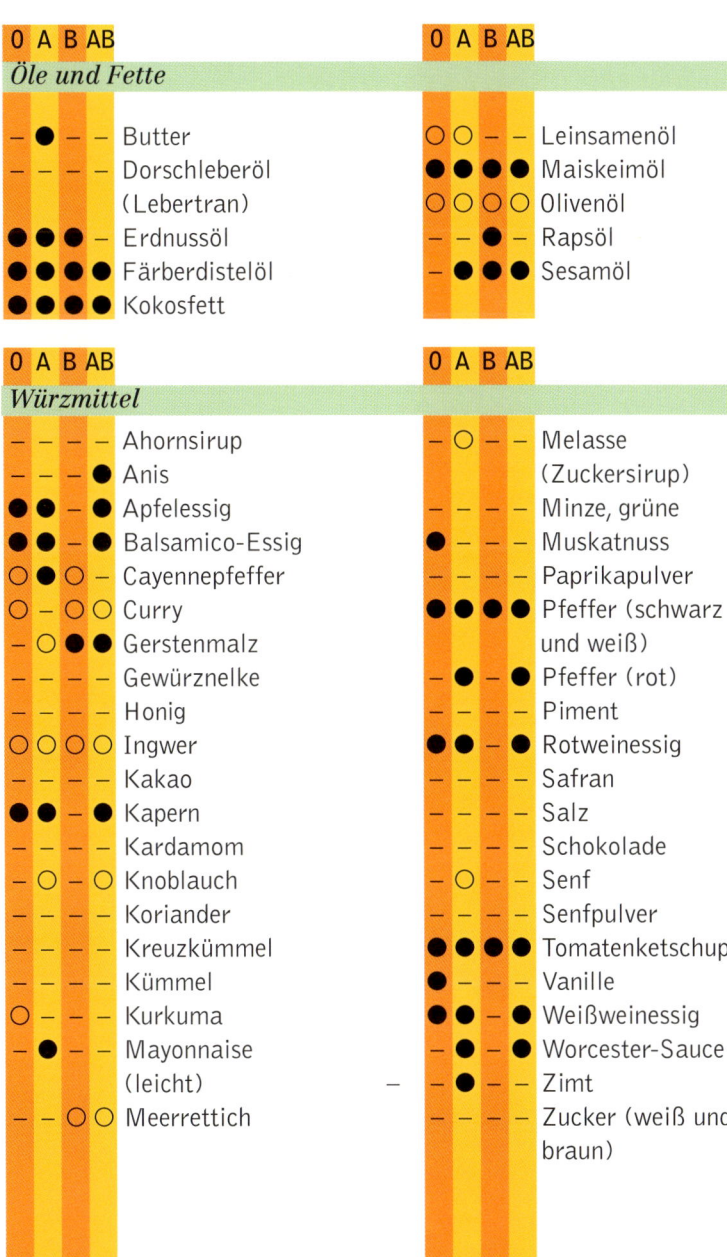

0	A	B	AB	
				Öle und Fette
–	●	–	–	Butter
–	–	–	–	Dorschleberöl (Lebertran)
●	●	●	–	Erdnussöl
●	●	●	●	Färberdistelöl
●	●	●	●	Kokosfett

0	A	B	AB	
○	○	–	–	Leinsamenöl
●	●	●	●	Maiskeimöl
○	○	○	○	Olivenöl
–	–	●	–	Rapsöl
–	●	●	●	Sesamöl

0	A	B	AB	
				Würzmittel
–	–	–	–	Ahornsirup
–	–	–	●	Anis
●	●	–	●	Apfelessig
●	●	–	●	Balsamico-Essig
○	●	○	–	Cayennepfeffer
○	–	○	○	Curry
–	○	●	●	Gerstenmalz
–	–	–	–	Gewürznelke
–	–	–	–	Honig
○	○	○	○	Ingwer
–	–	–	–	Kakao
●	●	–	●	Kapern
–	–	–	–	Kardamom
–	○	–	○	Knoblauch
–	–	–	–	Koriander
–	–	–	–	Kreuzkümmel
–	–	–	–	Kümmel
○	–	–	–	Kurkuma
–	●	–	–	Mayonnaise (leicht)
–	–	○	○	Meerrettich

0	A	B	AB	
–	○	–	–	Melasse (Zuckersirup)
–	–	–	–	Minze, grüne
●	–	–	–	Muskatnuss
–	–	–	–	Paprikapulver
●	●	●	●	Pfeffer (schwarz und weiß)
–	●	–	●	Pfeffer (rot)
–	–	–	–	Piment
●	●	–	●	Rotweinessig
–	–	–	–	Safran
–	–	–	–	Salz
–	–	–	–	Schokolade
–	○	–	–	Senf
–	–	–	–	Senfpulver
●	●	●	●	Tomatenketchup
●	–	–	–	Vanille
●	●	–	●	Weißweinessig
–	●	–	●	Worcester-Sauce
–	●	–	–	Zimt
–	–	–	–	Zucker (weiß und braun)

0	A	B	AB		0	A	B	AB	
Frucht- und Gemüsesäfte (ungesüßt)									
○	○	○	–	Ananassaft	●	●	–	●	Orangensaft
●	–	–	–	Apfelsaft	–	●	○	○	Papayasaft
–	○	–	–	Aprikosensaft	○	○	–	–	Pflaumensaft
–	○	–	–	Grapefruitsaft	–	○	–	○	Selleriesaft
○	○	–	○	Kirschsaft (aus	–	●	●	–	Tomatensaft
				Herzkirschen)	–	–	○	○	Traubensaft
●	–	○	○	Kohlsaft	–	○	–	–	Zitronensaft
–	○	–	–	Möhrensaft					

0	A	B	AB		0	A	B	AB	
Softdrinks und alkoholische Getränke									
●	–	–	–	Apfelmost	–	○	–	–	Rotwein
–	●	–	–	Bier	●	●	●	●	Spirituosen
●	●	●	●	Colagetränke	○	○	○	–	Wasser
●	●	●	●	Diätlimonaden	–	–	–	–	Weißwein
●	●	●	●	Limonaden					

0	A	B	AB		0	A	B	AB	
Tees und Kaffee									
–	○	–	–	Baldriantee	–	○	–	○	Kamillentee
–	–	–	–	Eisenkrauttee	–	●	–	–	Katzenminzetee
●	–	●	●	Enziantee	○	–	●	●	Lindenblütentee
●	–	–	○	Erdbeerblatttee	○	–	–	–	Löwenzahntee
○	○	○	○	Ginsengtee	–	–	–	–	Minzetee (grüne
–	○	○	○	Grüner Tee					Minze)
○	○	○	○	Hagebuttentee	○	–	○	–	Pfefferminztee
–	–	○	–	Himbeerblatttee	●	●	●	●	Rhabarbertee
●	–	●	●	Hirtentäscheltee	–	–	○	–	Salbeitee
–	–	–	–	Holundertee	–	–	–	–	Schafgarbetee
○	–	●	●	Hopfentee	●	●	–	●	Schwarztee
●	–	●	●	Huflattichtee	●	–	●	●	Sennesblättertee
○	○	○	○	Ingwertee	●	○	–	○	Sonnenhuttee
●	○	–	–	Johanniskrauttee	–	–	–	–	Thymiantee
●	○	–	○	Kaffee	–	–	–	–	Weißbirkentee
				(auch koffeinfrei)	–	○	–	○	Weißdorntee

Rezeptverzeichnis

REZEPTVERZEICHNIS

Die Autoren:

Die Foodjournalistin Sylvie Hinderberger lebt und arbeitet in München. Eines ihrer Spezialgebiete ist die gesunde Küche des Mittelmeerraums. Christopher J. Hammond arbeitet als Foodjournalist in München und ist ein intimer Kenner des Ernährungskonzeptes nach D'Adamo.

Wichtiger Hinweis

Die im Buch veröffentlichten Ratschläge und Rezepte wurden mit größter Sorgfalt von Verfassern und Verlag erarbeitet und geprüft. Eine Garantie kann jedoch nicht übernommen werden. Ebenso ist eine Haftung der Verfasser bzw. des Verlages und seiner Beauftragten für Personen-, Sach- oder Vermögensschäden ausgeschlossen.

Die Deutsche Bibliothek - CIP-Einheitsaufnahme

Ein Titeldatensatz für diese Publikation ist bei Der Deutschen Bibliothek erhältlich.

Bildnachweis

Umschlagfoto: StockFood/Patricia Barrour
Fotos: Mauritius/age fotostock, S. 2; ZEFA/Mandelstein S. 6; alle übrigen: Gerhard Poggenpohl, Sigmarszell

Impressum

Midena Verlag, München
© 2001 Weltbild Ratgeber Verlage GmbH & Co. KG

Projektleitung: Franz Leipold
Redaktion: Helene Weinold, Aystetten
Herstellung: Gabriele Schnitzlein
Bildredaktion: Sylvie Busche (Ltg.), Doris Huber
Marketing: Ernst Schnarrenberger Kommunikation, Tutzing
Umschlagkonzeption: Kontrapunkt, Kopenhagen
Innenlayout: Peter Engel, Grünwald
Satz: satz-studio gmbh, Bäumenheim
Reproduktion: Mayr Reprotechnik GmbH, Donauwörth
Printed in Germany

ISBN 3-310-00734-0

Für jede Blutgruppe eine revolutionäre Kapsel

Dr. Peter D´Adamo, der weltberühmte New Yorker Naturheilkundler, Arzt und Forscher, hat die Bedeutung der Blutgruppe für die spezifisch richtige Ernährung des Menschen entdeckt. Die Blutgruppe ist wie ein genetischer Fingerabdruck. Durch intensive klinische Forschung fand Dr. D´Adamo heraus, dass die Interaktionen zwischen Blutgruppe und Nahrungsmitteln sich entweder negativ oder positiv auf den Körper auswirken. Einige Nahrungsmittel sind – je nach Blutgruppe – in der Lage, den Körper zu stärken, andere können ihn schwächen oder gar schädigen. Wer sich entsprechend seiner Blutgruppe ernährt, stärkt sein Immunsystem, nimmt schneller ab, schützt sich auch vor schwersten Krankheiten und bleibt bis ins hohe Alter gesund, fröhlich und fit.

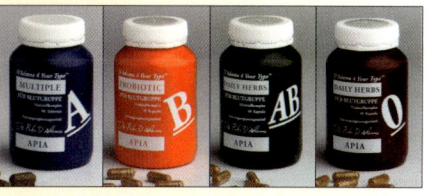

Zu diesem Zweck hat Dr. D´Adamo eine Reihe völlig neuartiger Nahrungsergänzungsmittel geschaffen, die speziell für jede Blutgruppe – A, B, AB und 0 – konzipiert sind. Sie enthalten natürliche, biologisch reine, nicht genmanipulierte Zutaten, die dem Stoffwechselgeschehen der jeweiligen Blutgruppe geben, was wirklich für den Erhalt oder die Wiedererlangung der Gesundheit gebraucht wird: zum Beispiel biologisch kultivierte Vitamine, Mineralien und Spurenelemente, Antioxidanzien, pflanzliches Jod, Keimlinge, Lecithin, Radikalenfänger, Bakterienkulturen und vieles mehr, jeweils unterschiedlich für die einzelne Blutgruppe spezifisch zusammen gesetzt. Diese optimierten Wirkstoffe kommen einerseits in dieser Kombination in der Natur nicht vor, und andererseits haben viele Nahrungsmittel durch die unterschiedlichsten äußeren Einflüsse ohnehin nur noch wenig ausreichenden Nährwert.

Dr. D´Adamo´s drei verschiedene Mittel für jede Blutgruppe:
• Daily Herbs (ein Kräuterkombinationspräparat für den Ausgleich der Stärken und Schwächen der jeweiligen Blutgruppe),
• Probiotic (speziell für die Gesundung der Darmflora) und
• Multiple (bekämpft die gefährlichen Freien Radikalen).

Nach ihrer erfolgreichen Einführung in den USA sind »Daily Herbs«, »Multiple« und »Probiotic« nach Dr. D´Adamo jetzt auch in Europa erhältlich: Das auf hochwertige Naturprodukte aus aller Welt spezialisierte niederländische Unternehmen APIA (Jupiterstraat 1–3, N-2132 Hoofdorp) vertreibt diese Kapseln auch in Deutschland.

Für jede Blutgruppe eine andere Farbe und eine ganz spezielle Zusammensetzung: Von »Daily Herbs« nimmt man morgens zwei Kapseln mit einem Glas Wasser auf nüchternen Magen, mittags drei Kapseln »Multiple« vor dem Essen und abends zwei Kapseln »Probiotic« vor dem Essen.

Beratung und Bestellungen in Deutschland:
Apia international B.V.
Info Service
D–31827 Springe
Tel.: 01805 - 510 555
Fax: 01805 - 048 504
Internet: www.apia.com